外科临床诊疗经验实践

孔 雷 主编

汕头大学出版社

图书在版编目(CIP)数据

外科临床诊疗经验实践 / 孔雷主编. — 汕头：汕
头大学出版社, 2019.1
ISBN 978-7-5658-3797-5

Ⅰ. ①外… Ⅱ. ①孔… Ⅲ. ①外科-疾病-诊疗
Ⅳ. ①R6

中国版本图书馆 CIP 数据核字(2019) 第 029528 号

外科临床诊疗经验实践

WAIKE LINCHUANG ZHENLIAO JINGYAN SHIJIAN

主　　编: 孔　雷
责任编辑: 宋倩倩
责任技编: 黄东生
封面设计: 中图时代
出版发行: 汕头大学出版社
　　　　　广东省汕头市大学路 243 号汕头大学校园内　　邮政编码: 515063
电　　话: 0754-82904613
印　　刷: 北京市天河印刷厂
开　　本: 710 mm ×1000 mm　　1/16
印　　张: 12. 75
字　　数: 200 千字
版　　次: 2019 年 1 月第 1 版
印　　次: 2020 年 8 月第 2 次印刷
定　　价: 60. 00 元
ISBN 978-7-5658-3797-5

目 录

第一章　外科感染

感染是病原体入侵入体引起的炎症反应。外科感染(surgical infection)是指需要外科干预治疗的感染,包括与创伤、烧伤以及与手术相关的感染。外科干预是采用解剖上可操控的措施,如引流脓腔、解除梗阻、修补脏器穿孔,去除异物或坏死、缺血、炎症组织等以治疗感染促进康复。

外科感染常在正常皮肤、黏膜屏障受到破坏时发生,常为多种病原体所导致。感染的发生与致病微生物的数量与毒力有关。所谓毒力是指病原体入侵宿主,穿透、繁殖和生成毒素或胞外酶的能力。通常情况下机体的上皮、黏膜屏障与免疫功能能够阻挡病原体入侵。皮肤、黏膜上皮的缺损,手术操作、静脉插管的污染等为病菌入侵开放了通道;局部组织缺血、坏死;管腔阻塞使分泌物淤积;等等,均有利于病菌的繁殖与入侵。全身抵抗力下降亦是引发感染的条件。

外科感染可以分为非特异性感染与特异性感染。非特异性感染亦称为化脓性感染或一般性感染,常见如疖、痈、急性淋巴结炎、急性阑尾炎等。通常先有急性炎症反应,表现为红、肿、热、痛,继而进展为局限化脓。常见致病菌有金黄色葡萄球菌、大肠埃希菌、铜绿假单胞杆菌、链球菌、变形杆菌等。特异性感染如结核、破伤风、气性坏疽、念珠菌病等,因致病菌不同于一般感染,可引起较为独特的病变。

外科感染按病程长短可分为急性感染、亚急性感染与慢性感染三种。病程在3周之内为急性感染,超过2个月为慢性感染,介于两者之间为亚急性感染。病原体由体表或外环境侵入造成的感染为外源性感染;病原体经空腔脏器,如肠道、胆道、肺或阑尾侵入体内造成的感染为内源性感染。感染亦可按发生条件归类,如条件性(机会性)感染、二重感染(菌群交替症)、医院内感染等。条件性感染常在机体抵抗力显著下降时发生。

感染实质上是微生物入侵引起的炎症反应。众多的宿主防御机制参与炎症过程,以使入侵病原微生物局限化或被清除。当局部炎症失去控制可导致炎症扩散,引发全身炎症反应综合征乃至脓毒症。

第一节 炎症反应与全身性外科感染

一、全身炎痛反应综合征

全身炎症反应综合征(systemic inflammatory response syndrome,SIRS)实质上是各种严重侵袭造成体内炎症介质大量释放而引起的全身效应。临床上出现下述所列两项或两项以上表现时,即为 SIRS:①体温>38℃或<36℃;②心率>90 次/分钟;③呼吸>20 次/分钟或 $PaCO_2$<32mmHg;④白细胞计数>$12×10^9$/L 或<$4×10^9$/L,或未成熟粒细胞>10%。

能够激活大量炎症细胞的各种因素都可以引起 SIRS,可分为感染与非感染因素。非感染因素如严重创伤、烧伤、胰腺炎、休克、缺血再灌注损伤等病变造成的自身组织损伤及细胞释放的内源性危险信号(损伤相关分子模式)均可激活炎症细胞。感染是引发 SIRS 的常见原因,SIRS 的发生与病菌入侵、毒素产生以及免疫系统的激活有密切关系。

(一)病理生理

1. 局限性炎症反应

当机体的皮肤黏膜屏障因创伤、手术操作、新生物、炎症或是缺血等因素受到损坏,细菌入侵入体。微生物入侵与增殖,导致炎症反应的局部激活,病菌增殖产生多种酶与毒素,可以激活补体、激肽系统以及巨噬细胞和血小板等,导致炎症介质生成,引起血管通透性增加及血管扩张,使得病变区域血流增加,引发效应症状如红、肿、热、痛等。炎症反应产生的趋化因子吸引吞噬细胞进入感染部位,白细胞与血管内皮细胞经黏附分子结合而附壁移行,促使吞噬细胞进入感染区域以清除感染病原菌。中性粒细胞主要发挥吞噬作用,单核细胞、巨噬细胞通过释放促炎细胞因子协助炎症及吞噬过程。局部炎症反应的作用可使入侵的病原微生物局限化并利于最终被清除。

2. 全身性炎症反应

许多病原微生物表面存在的结构恒定、进化保守的分子结构,如革兰氏阴性菌表面的脂多糖、革兰氏阳性菌表面的肽聚糖等,即所谓的病原体相关分子模式可与免疫细胞表面的 Toll 样受体(TLRs)结合,由此启动细胞内信号传导并激活细胞质内核因子进入细胞核,与核转录因子相结合。首先启动肿瘤坏死因子(TNF)的转录、合成与分泌,并进而刺激白细胞介素 IL-2、IL-3、IL-6 和 IL-12 等的表达与分泌,引起炎性因子的瀑布样分泌。细胞因子可诱导炎症发生,促进抗原提呈,促进 T 辅助细胞(Th)发生 Th1 或 Th2 的格局变化。

防御细胞产生体液因子,体液因子被激活又可以刺激免疫细胞,这种相互关系的维持对正常的宿主防御十分重要。一旦调控机制失控,宿主对入侵细菌反应过度,导致细胞因子以及炎症介质过量生成与扩散,超出了局部作用范围,原本的防御机制反造成对于机体自身的损害,导致出现 SIRS 或多器官功能不全的情况。

促炎细胞因子通过上调血管内皮细胞黏附分子激活内皮细胞,通过诱导中性粒细胞、单核、巨噬细胞和血小板与内皮细胞结合而损伤内皮细胞。中性粒细胞释放溶酶体酶,生成氧自由基杀死细菌及分解坏死组织,但也引起微血管内皮及血管周围部位的损伤。效应细胞释放前列腺素和白三烯等介质,损伤内皮细胞,导致凝血系统的激活,局部血栓形成与纤维蛋白原沉积,是急性炎症反应的促进因素。炎症反应引发的促凝状态,增加了远处栓子形成的机会。最终可以导致微循环障碍及组织破坏。SIRS 介导的组织损害是多器官功能不全综合征(MODS)发生发展的重要机制。

3. 炎症反应的调控与失控

炎症受到机体抗炎机制的控制。炎症细胞活化后又迅速失活,提示在细胞水平上有负反馈自我调节作用,血中可溶性 TNF 受体(TNF-sR)与 TNF 结合可以阻断 TNF 的作用。CD_4^+T 细胞在细胞因子作用可分化为 1 型和 2 型 T 辅助细胞(Th1,Th2)。Th1 主要分泌促炎因子激活免疫系统,导致更多细胞因子的释放,但也可引起自身组织的损害。Th2 分泌抗炎因子 IL-4、IL-5、IL-9 和 IL-10 等,具有灭活被激活的巨噬细胞等作用。血浆中 IL-1 受体拮抗物(IL-1Ra)水平增高也参与抗炎作用。

促炎效应与抗炎效应两者之间可以发挥协调、抑制或是相互拮抗的作用。促炎反应占主导时表现为 SIRS,抗炎反应占主导时表现为免疫抑制,即所谓代偿性抗炎症反应综合征(compensatory anti-inflammatory response syndrome, CARS)。CARS 的作用在于限制炎症,保护机体免受炎症的损害,但导致免疫功能低下,机体易于感染。脓毒症后期常有明显的免疫抑制,部分原因可能与抗炎因子分泌过度和重要免疫细胞、上皮细胞及内皮细胞的凋亡有关。

(二)SIRS 的防治

针对 SIRS 的发病机制,应注意采取适当的防治措施:①减轻各种临床侵袭对机体的打击,缓解应激反应;②控制感染,减少细菌、毒素及坏死组织激发炎症反应的作用;③针对炎症介质与内源性炎性连锁反应的免疫调理很受关注,如应用各种细胞因子拮抗剂、单克隆抗体、抗内毒素抗体、血栓素酶抑制剂、氧自由基清除剂等;④血液透析清除血液中过量炎症介质也用于重症脓毒症的治疗。

二、脓毒症

感染合并有全身炎症反应的表现,如体温、呼吸、循环改变时称脓毒症(sepsis)。当脓毒症合并有器官灌注不足的表现,如乳酸酸中毒、少尿、急性神志改变等,称为重症脓毒症(severe sepsis)。临床上将细菌侵入血液循环,血培养阳性,称为菌血症(bacteremia),不再使用败血症这一概念。

(一)病因

通常发生在严重创伤后的感染以及各种化脓性感染,如大面积烧伤、开放性骨折、痈、弥漫性腹膜炎、胆道或尿路感染等。感染病灶的局限化不完全,使毒力强的病菌与毒素不断侵入血液循环,局部与全身感染引发大量炎症介质生成与释放,激发全身性炎症反应而引起脓毒症。

导致脓毒症的常见致病菌种类繁多:革兰氏阳性菌有金黄色葡萄球菌、化脓性链球菌、表皮葡萄球菌,肠球菌(粪链球菌、屎肠球菌)等;革兰氏阴性菌有大肠埃希菌、铜绿假单胞杆菌、肠杆菌、变形杆菌、克雷伯杆菌等;常见的厌氧菌有脆弱杆菌、梭状杆菌、厌氧葡萄球菌和厌氧链球菌等;真菌有念珠菌、曲霉菌、毛霉菌等。各种细菌均可产生或含有毒性物质,可激活宿主免疫细胞释放炎症介质。革兰氏阴性菌主要产生脂多糖(LPS)内毒素,革兰氏阳性菌的肽聚糖、磷壁酸等。其他如真菌的甘露聚糖等多种病菌胞壁产物与抗原,均可激发炎症反应与SIRS。

炎症介质大量生成造成广泛的内皮炎症改变、凝血及纤溶系统、血管张力调节的改变以及心脏抑制,导致微循环障碍及组织低灌注,对微血管内皮及血管周围组织造成损伤。除了毒素与炎症介质对终末器官的直接损伤外,炎症介质诱导的血管损伤导致全身或局部血流异常同样可引起器官功能障碍。

(二)临床表现

包括原发感染病灶、全身炎症反应以及器官灌注不足三个方面。如原发病为腹膜炎,病人有腹痛、腹胀、呕吐等表现;化脓性胆管炎表现为腹痛、黄疸、高热;尿路感染病人有腰痛、尿频等。脓毒症病人多数可发现感染病灶。

全身炎症反应的表现:发热最为常见,可伴寒战。热型以弛张热、间歇热多见,体温可高达40℃以上,或是不规则热、稽留热。小部分病人,特别是老年、衰弱病人中可出现体温不升（<36.5℃）。心率增速及呼吸加快，在老年病人中呼吸加快伴轻度呼吸性碱中毒以及神志改变，可以是脓毒症早期唯一征象。

重症脓毒症影响呼吸、循环、消化、凝血与神经系统，可导致一个或多个器官功能不全。出现血乳酸水平升高、少尿、血肌酐升高；呼吸急促、血氧分压下降；神志改变，如淡漠、烦躁、谵妄、昏迷；以及血小板减少、凝血功能障碍；高胆红素血症等表现。SIRS 的发展可以导致脓毒性休克、多器官功能衰竭，甚至死亡。

脓毒症病人常有肝脾轻度肿大、皮疹，病程长者可有转移性脓肿或多发脓肿。脓毒症皮疹以瘀点为多，金黄色葡萄球菌感染有皮疹者占 20%，以疱疹多见；猩红热样皮疹可见于溶血性链球菌或金黄色葡萄球菌感染。转移性病灶多见于金黄色葡萄球菌及厌氧菌所致脓毒症，主要是皮下脓肿、肺脓肿、肝脓肿，骨髓炎在儿童中较为多见。

不同致病菌引起的脓毒症临床表现各有特点。

革兰氏阳性球菌脓毒症多见于严重的痈、蜂窝织炎、骨关节化脓性感染。多数为金黄色葡萄球菌所致，发热呈稽留热或弛张热，寒战少见。金葡菌感染常有皮疹及转移性脓肿。休克出现晚，以高血流动力学类型的暖休克为多见。由于耐药性菌株的出现，金黄色葡萄球菌感染常年不减。肠球菌是人体肠道中的常驻菌，可以引发医院内感染与细菌血症，通常在免疫力低下与慢性病病人中可见，有的肠球菌脓毒症不易找到原发灶，耐药性较强，病原菌可能来自肠道。表皮葡萄球菌由于易黏附在医用人工制品如静脉导管与气管等处，细菌包埋于黏质中，可逃避机体的防御与抗生素的作用。

革兰氏阴性杆菌引起的脓毒症发病率已明显高于革兰氏阳性球菌，腹膜炎、腹腔感染、胆道、尿路、肠道和大面积烧伤感染等，致病菌以大肠埃希菌、铜绿假单胞杆菌、肠杆菌、变形杆菌、克雷伯菌等多见。一般以突发寒战起病，发热呈间歇热，可有体温不升。休克出现早，持续时间长，表现为四肢厥冷、发绀、少尿或无尿，发生感染性休克者较多，外周血管阻力显著增加的冷休克多见。多无转移性脓肿。

厌氧菌脓毒症的致病菌以脆弱杆菌为主，其他如厌氧葡萄球菌、厌氧链球菌等，常与需氧菌掺杂形成混合感染，多见于腹腔脓肿、阑尾脓肿、盆腔、会阴部严重感染；脓胸、口腔颌面部坏死性感染多含有厌氧菌。常有发热、寒战、出汗等表现，可出现黄疸及高胆红素血症，引起休克；感染病灶组织坏死较明显，有特殊腐臭味；可引起血栓性静脉炎及转移性脓肿。

念珠菌所致的脓毒症常在基础病重，免疫功能明显下降，治疗原有细菌感染基础上发生的二重感染。表现为神志淡漠、昏睡、休克或骤起寒战、高热等。怀疑全身真菌性感染时,应做尿、粪、痰、血真菌检查。长期留置静脉导管相关的真菌播散性感染,可出现结膜瘀斑、视网膜灶性絮样斑等栓塞表现,具有诊断意义。

(三)诊断

脓毒症是指在感染基础上引起的全身炎症反应。病程演变与严重程度与宿主对感染的反应情况密切相关。脓毒症可出现组织低灌注、器官功能不全甚至休克,称之为重症脓毒症以及感染性休克。

实验室检查可发现白细胞计数增加,中性粒细胞比例增高,核左移、幼稚型细胞增多,出现毒性颗粒。抵抗力弱者,白细胞计数亦可降低。脓毒症病人可有血小板减少,高胆红素血症、血肌酐升高;动脉血氧分压下降、血乳酸水平升高等改变。

降钙素原(PCT)在由细菌感染引起的脓毒症时血中水平异常升高。PCT是体内的免疫细胞、内分泌细胞受内毒素等刺激而生成,可随感染进展或控制血浓度维持高水平或逐渐下降。健康人、局限性感染、病毒感染或非感染性炎症时血PCT不高。因此降钙素原检测作为判断细菌感染引起脓毒症有一定特异性和灵敏度。C-反应蛋白(CRP)在全身炎症反应时血水平升高。血CRP、降钙素原超过正常值2个标准差,对于判断SIRS有参考价值。

病原菌检查对确诊与治疗关系重大。血培养应在使用抗生素前,有寒战、高热时采血送检,采血量最好为5~10ml。以脓液、穿刺液、瘀点标本做涂片行革兰染色或培养,可初步判断或检出病原菌,供临床参考。

(四)治疗

1. 早期复苏

明确有低血压或血乳酸升高的重症脓毒症病人,应立即开始复苏,采用晶体、胶体液行容量扩充治疗。容量治疗目标是中心静脉压达8~12mmHg,每小时尿量达0.5ml/(kg·h)以上。必要时给予去甲肾上腺素、多巴胺等静脉滴注,并置动脉测压管,维持平均动脉压在65mmHg以上,混合静脉血氧饱和度超过65%。感染性休克对扩容与血管活性药物治疗不起反应者,可给予低剂量氢化可的松(≤300mg/d)静脉滴注。

2. 抗菌药物应用

尽早静脉给予抗菌药物,在用药前行病原菌相应培养。通常选用广谱抗生素或联合用药,剂量要足,抗生素应能穿透到感染源部位。每日评估治疗效果并根据病情演变,细菌培养及药敏结果调整治疗方案。脓毒症有效的抗感染治疗,通常维持7~10天。在体温下降、白细胞计数正常、病情好转、局部病灶控制后停药。

3. 采取"源头控制"措施

在初期复苏后,尽早确定感染部位,并采取相应的感染源头控制措施。静脉导管感染引起的脓毒症,可拔除导管。腹内脓肿应及时引流,继发性急性腹膜炎、化脓性胆管炎应及时手术。以消化道穿孔引起的腹膜炎为例,未采取外科干预措施,死亡率达 40% 以上,而有效的感染源控制与抗生素治疗相结合,死亡率低于 5%。可见感染源控制措施对于改善外科脓毒症病人预后的重要性。

4. 其他辅助治疗

血红蛋白低于 70g/L,给予输血。吸氧或保护性小潮气量(6ml/kg 体重)肺辅助通气,有助维持氧供与组织灌流,改善呼吸功能、减少脏器功能障碍的发生、发展。静脉给予胰岛素控制重症脓毒症时的高血糖症;给予质子泵抑制剂预防应激溃疡。活化蛋白 C 在国外已用于治疗有脏器功能不全的重症脓毒症。

5. 预后

老龄病人中脓毒症的发病率高,虽近年脓毒症治疗有明显的改善,但重症脓毒症的死亡率仍达 30% 左右。

第二节 外科真菌感染

外科危重病人中真菌感染(fungal infection)的发生率日趋增加,许多统计显示,在院内获得性感染致病菌中真菌已排在第四或第五位。外科疾病一旦并发侵袭性或播散性真菌感染,预后常很凶险,应引起足够的重视。

(一)病因与发病机制

真菌可分为病原性真菌和条件致病菌。前者本身具致病性,可在防御体系完整的个体中致病;后者则在机体抵抗力下降或是在菌群失调等情况下致病,属条件感染(opportunistic infection)。外科真菌感染以念珠菌发生率最高,其他如曲霉菌、毛霉菌、隐球菌等也可引起感染。

念珠菌是人体正常共生菌群,消化道带菌率为 50%。免疫力正常人体足以阻止真菌侵入。当某些条件改变,如长期或联合使用抗生素,消化道中念珠菌及其他菌群的平衡失调,念珠菌大量繁殖,由酵母相转为菌丝相。机体免疫力下降,黏膜屏障破坏,真菌可发生易位或入侵组织,引起消化、呼吸、泌尿等系统感染,甚至是播散性念珠菌病(disseminated candidiasis)。危险因素包括:应用广谱抗生素造成人体常驻菌群的变化,增加念珠菌致病机会;病人接受肾上腺皮质激素、免疫抑制剂治疗;存在营养不良、恶性肿瘤、白血病、淋巴瘤、中性粒细胞减少症、糖尿病、艾滋病;接受放疗、化疗;接受骨髓或脏器移植;烧伤、多器官功能不全;长时间留置中心静脉导管以及全肠外营养等情况。条件致病菌可以引起菌血症、腹内感染、尿路感染以及导管相关真菌感染。

真菌感染可分浅部与深部感染两类,前者侵犯皮肤角蛋白组织,后者累及皮肤、皮下组织乃至深部组织与器官,亦称侵袭性真困感染(invasive fungal infection)。真菌侵入机体后产生炎症反应,早期病变多为化脓性改变,而晚期多为肉芽肿性改变。外科所见以深部真菌感染为主,是危及重危病人生命的严重并发症。

(二)临床表现

深部真菌感染多继发于细菌感染之后,或与细菌感染混合存在,临床表现有时不易区分。但念珠菌为主的感染总体病情不如细菌感染急剧,病程较迁延,对常规抗生素治疗不起反应。

念珠菌可引起消化道、呼吸道、泌尿系统感染。侵袭消化道时口腔、食管黏膜有灰白假膜附着的菌斑,形成溃疡甚至坏死,可出现食欲减退、进食不适或胸骨后疼痛。肠道感染可出现腹泻、腹胀、黑便以及假膜性肠炎。泌尿道念珠菌感染在长时间留置导尿管或是膀胱排空不全时较易出现,也可因逆行感染或血源播散所致。累及膀胱时有尿频、尿急、排尿困难甚至血尿、脓尿。累及肾脏、输尿管则有发热、腰痛及尿液混浊,尿液镜检可见假菌丝和芽孢。呼吸道念珠菌感染有咳嗽、黏液胶样痰,可带血丝。镜检支气管黏膜可见菌斑,X线检查显示支气管周围致密阴影,儿童可有持续性高热。

系统性真菌感染缺乏特征性临床表现,某些临床表现应考虑与系统性真菌感染有关:广谱抗生素治疗无效的高热;意识状态改变或精神异常,如从过度兴奋转为淡漠、昏迷等;突发的视物模糊甚至失明,可以是真菌性眼内炎所致。不明原因的出血,如胆道、气管、胃、泌尿道出血,出血部位常留有导管或其他人工装置,在排出由菌丝及坏死组织形成的假膜后,出血可自停,常反复发生。

血源播散性念珠菌病常为继发感染,病人在使用广谱抗生素后仍持续高热,并有肌痛、关节痛、眼内炎、心内膜炎、骨髓炎等表现,有心动过速、呼吸困难,皮肤红斑、丘疹、结节等。血培养及组织学真菌检查常有阳性发现。烧伤病人中血源性念珠菌病发生率在2%~14%。

坏死性胰腺炎、腹腔脓肿、消化道瘘病人的引流液或脓液中常可检出念珠菌,可以是污染所致。如果病人有多根腹腔引流管或腹膜腔与外界有广泛交通,反复发作的腹内感染与脓毒症,均属念珠菌腹内感染的高危病人。病灶及引流液反复培养出同一念珠菌,常规抗生素治疗无效,应按真菌感染治疗。

曲霉菌、毛霉菌感染不多见,此类真菌广泛分布空气之中,可经呼吸道进入人体。曲霉菌在免疫功能低下病人中,多侵袭肺部形成肺曲霉瘤,常有发热、咳嗽、咯血,CT 上可见肺结节样病灶。毛霉菌嗜坏死组织,感染易侵蚀血管形成栓塞,造成受累区组织坏死,在糖尿病、接受化疗的肿瘤病人、器官移植病人中易发病。烧伤病人创面曲霉、毛霉菌感染者,创面先出现霉斑,继而出现凹陷坏死,并向深部快速发展。创面毛霉菌大量繁殖可使病情恶化而致命。

(三)实验室检查与诊断

对疑似病人可根据感染累及部位采集不同标本检查,如咽拭子、刮取物、痰、尿、粪、血以及活检组织等。标本加上 10%氢氧化钾后直接镜检,镜下可见真、假菌丝与芽孢,有大量假菌丝存在,说明念珠菌处于致病状态。

组织活检对深部真菌病的确诊有重要意义。系统性念珠菌病组织中可见散在灶性脓肿,内含大量中性粒细胞、假菌丝及芽孢。血源播散性真菌感染,可见到多部位播散性感染或栓塞、梗死。真菌在组织中存在的形式有孢子、菌丝、真菌颗粒、孢子囊等,是病理确诊的重要依据。同时存在真假菌丝与芽孢可诊断为念珠菌感染,而菌种类属的区分,则依据培养的结果。

(四)治疗

外科真菌感染是可以预防的。重视抗生素的合理使用,对基础疾病重、免疫功能低下者,广谱抗生素使用一周以上或长期使用免疫抑制剂者,可考虑预防性使用抗真菌药。

针对病因的处理。因抗生素应用引起的菌群失调,需停用或调整抗生素;导管相关感染,应拔除导管;使用免疫抑制剂或皮质激素者,应减量或停用。

抗真菌药物对真菌感染的控制起重要作用。两性霉素 B 对侵袭性真菌感染有效,该药有肝、肾毒性作用,可从小剂量开始,缓慢滴注,避免强烈反应。两性霉素 B 与氟胞嘧啶合用有协同作用,适用于病情严重者。氟康唑抗真菌谱较广,半衰期长,毒副作用较轻,口服或静脉给药,用量为首日 400mg,随后每日 200~400mg,根据临床治疗效果逐步减量至停药。制霉困素适用于消化道念珠菌病,由于肠道不吸收,该药对深部真菌感染无效。

曲霉菌感染多侵犯肺部,可给予两性霉素 B 或伊曲康唑;创面曲霉菌、毛霉菌感染,应全身应用氟康唑或两性霉素 B。此外,清除坏死组织,控制诱因如糖尿病等,并加强全身支持治疗有助于控制感染。

第三节　有芽胞厌氧菌感染

一、破伤风

破伤风(tetanus)是破伤风杆菌经由皮肤或黏膜伤口侵入人体,在缺氧环境下生长繁殖,产生毒素而引起阵发性肌肉痉挛的一种特异性感染。

(一)病因与发病机制

破伤风杆菌是革兰氏阳性厌氧性梭状芽胞杆菌,芽胞位于菌体一侧呈杵状,广泛存在于土壤及粪便中。菌体易杀灭,芽孢具有特殊的抵抗力,须经煮沸 30 分钟、高压蒸气 10 分钟或浸泡苯酚 10~12 小时方可杀灭。破伤风感染都发生在伤后,破伤风杆菌的滋生、繁殖需要无氧环境。创伤组织缺血坏死,合并其他细菌感染使得组织氧化还原电位显著降低时,为破伤风杆菌的滋生提供了有利条件。污染严重伤口、组织撕碎血运差的伤口、引流不畅合并有需氧化脓菌感染的伤口,均为易感染伤口。破伤风也见于新生儿脐端处理消毒不严和产后感染。少数破伤风可在无明显伤口存在的情况下发生,称为隐源性破伤风。

破伤风杆菌仅停留在伤口局部繁殖,生成痉挛毒素及溶血毒素。痉挛毒素是由轻链、重链构成的一种蛋白,重链能与神经节苷脂结合,轻链则有毒性。在伤口局部生成的痉挛毒素吸收后经由运动神经干或经由淋巴系统和血液循环,到达脊髓前角灰质或脑干的运动神经核,与突触结合,抑制神经递质释放。通过抑制中枢神经对运动神经元的控制,强化运动神经元对传入刺激的反射,引起全身横纹肌强直性收缩与阵发性痉挛。由于交感神经受到毒素的影响,引起心动过速、血压波动、大汗淋漓以及心律不齐、外周血管收缩等症状。溶血毒素可引起心肌损害与局部组织坏死。

(二)临床表现

潜伏期通常为 1 周,也可短至 1~2 日或长达数月、数年。约 90% 的病人在受伤后 2 周内发病,偶见病人在摘除体内存留多年的弹头等异物后出现破伤风症状。

起病初可有头晕、乏力,烦躁、出汗、反射亢进,咬肌酸痛、张口不便等前驱症状,新生儿则表现为吸吮困难等。这些症状缺乏特异性,一般持续 1~2 日,随之出现肌肉持续收缩的典型表现。由咀嚼肌依次累及面肌、颈项肌、背腹肌、四肢肌群、膈肌与肋间肌群。开始时病人觉咀嚼不便,出现痛性强直,甚至牙关紧闭。蹙眉与口角缩向外下方,形成"苦笑"面容。颈项强直,头向后仰。由于背部肌群力量较强,躯干部肌肉收缩,使得腰部前凸、头足后屈形如背弓,称之为"角弓反张"。四肢肌收缩痉挛,出现弯肘、屈膝、半握拳等不同姿态的肢体扭曲。在肌肉强直的基础上,轻微的刺激,如声、光、触碰,或是咳嗽、吞咽等均可诱发强烈的阵发性痉挛。发作时病人呼吸急促、面色发绀、手足抽搐、头频频后仰、全身大汗。发作持续数秒或数分钟不等,间歇期长短不一。在痉挛、抽搐状况下,病人神志仍保持清醒。肌肉痉挛使病人疼痛剧烈,即使在发作间期,肌肉仍不能完全松弛。破伤风病人的痉挛大多为全身型发作,少数表现为局限型发作,以受伤部位或邻近肌肉持续性强直痉挛为主,可持续数周后消退。发病期间病人一般无明显发热。

病程通常在3~4周左右,重症在6周以上。自第2周起痉挛发作频度下降,症状逐渐减轻。但在痊愈后的一段时间内,某些肌群仍有肌紧张与反射亢进现象。

破伤风最常见的并发症是呼吸系统病变。喉头痉挛、持续的呼吸肌与膈肌痉挛可导致窒息。呼吸道分泌物淤积、误吸可导致肺炎、肺不张。强烈的肌肉痉挛可引起肌肉撕裂、骨折、关节脱位、舌咬伤等。缺氧、中毒可导致心动过速,时间过长可出现心力衰竭,甚至心搏骤停。

(三)诊断与鉴别诊断

依据受伤史、典型的临床表现以及无破伤风预防免疫注射史,破伤风一般均可及时做出诊断。临床上尚无直接测定破伤风毒素的方法,采用被动血凝分析可测定血清中破伤风抗毒素抗体水平,抗毒素滴定度超过 0.01A/ml 者可排除破伤风。伤口检出革兰氏阳性杆菌与否,不能确定或排除破伤风的诊断。

破伤风需与下列疾病相鉴别:①狂犬病:有犬、猫咬伤史,以吞咽肌痉挛为主。病人闻水声或看见水,即出现咽肌痉挛,饮水无法下咽,大量流涎,牙关紧闭者很少见;②脑膜炎:有颈项强直、甚至"角弓反张"等症状,但无阵发性肌肉痉挛。有发热、头痛、神志改变、喷射样呕吐、白细胞计数增高、脑脊液检查压力增高;③士的宁中毒:由马钱子中提取的一种生物碱,有中枢神经兴奋作用,用药过量中毒症状与破伤风相似,但抽搐间歇期肌肉松弛;④其他:如颞颌关节炎、癔症、子痫、低钙性抽搐等。

(四)预防

破伤风是可以预防的,措施包括正确处理伤口,注射破伤风类毒素主动免疫,以及在伤后采用被动免疫预防发病。

1. 主动免疫

注射破伤风类毒素抗原,使人体产生抗体以达到免疫目的。采用类毒素基础免疫通常需注射 3 次。首次皮下注射 0.5ml,间隔 4~6 周再注射 0.5ml,第 2 针后 6~12 个月再注射 0.5ml,此 3 次注射称为基础注射。以后每隔 5~7 年皮下注射类毒素 0.5ml,作为强化注射。免疫力在首次注射后 10 日内产生,30 日后能达到有效保护的抗体浓度。接受全程主动免疫者,伤后仅需肌内注射 0.5ml 类毒素,即可在 3~7 日内形成有效的免疫抗体,不需注射破伤风抗毒素。小儿中通常实施百日咳、白喉、破伤风三联疫苗的免疫注射。

2. 被动免疫

适用于未接受或未完成全程主动免疫注射,而伤口为咬伤或污染、清创不当以及严重的开放性损伤病人。破伤风抗毒血清(TAT)是常用的被动免疫制剂。剂量是 1500IU 肌注,伤口污染重或受伤超过 12 小时者,剂量加倍,有效作用维持 10 日左右。TAT 是血清制品,注射前必须作过敏试验,皮内试验过敏者,可采用脱敏注射法。将 1ml 抗毒素分成 0.1、0.2、0.3、0.4ml 以生理盐水分别稀释至 1ml,剂量自小到大按序分次肌内注射,每次间隔半小时,直至全量注完。每次注射后注意观察,如有面色苍白、皮疹、皮肤瘙痒、打喷嚏、关节疼痛、血压下降者,立即停止注射,并皮下注射肾上腺素 1mg 或麻黄碱 50mg(成人剂量)。

人体破伤风免疫球蛋白(TIG)是人体血浆免疫球蛋白中提纯或用基因重组技术制备,一次注射后在人体内可存留 4~5 周,免疫效能 10 倍于 TAT。预防剂量为 250~500IU,肌内注射。

(五)治疗

破伤风是极为严重的疾病,一经确诊,应送入监护病房。采取积极的综合措施,包括清创消除毒素来源,给予免疫制剂中和游离毒素,控制与解除痉挛、确保呼吸道通畅,防治并发症等。

1. 伤口处理

伤口已愈,则不需清创。有伤口者需在控制痉挛的情况下,彻底清创,清除坏死组织及异物,用 3% 过氧化氢液冲洗,敞开伤口以利引流。

2. 中和游离毒素

尽早使用 TIG 或 TAT,可缩短病程、缓解病情。因为破伤风毒素一旦与神经组织结合,则抗毒血清已无中和作用。首选 TIG,剂量为 3000~10000IU,只需一次肌内注射。如用 TAT 一般以 2 万~5 万 IU 加入 5% 葡萄糖 500~1000ml 中,静脉缓慢滴注,不需连续应用。新生儿可以 TAT2 万 IU 静脉滴注,也可作脐部周围注射。

3. 抗生素治

疗甲硝唑、青霉素对破伤风杆菌最为有效,甲硝唑口服,或 1g 静脉滴注,每日 2 次,疗程 5~7 天。青霉素钠剂量是 120 万 U,每 6~8 小时 1 次,肌注或静脉滴注。甲硝唑、青霉素可同时合用。

4. 控制与解除痉挛

破伤风病人若能有效控制痉挛发作,可明显减少并发症而获治愈。适量使用镇痛药,解除因持续肌肉收缩导致的剧痛。使用镇静剂可减少抽搐发作频度与严重程度。可以地西泮静脉注射或苯巴比妥钠肌内注射;也可以 10% 水合氯醛口服或灌肠。病情较重,可用冬眠 1 号合剂(含氯丙嗪、异丙嗪各 50mg,哌替啶 100mg)加入葡萄糖液中静脉缓慢滴注,但低血容量时忌用。肌肉松弛剂解痉效果显著,抽搐严重者可静脉注射硫喷妥钠,但必须在具备气管插管及控制呼吸的条件下使用。

5. 保持呼吸道通畅

病情严重的破伤风病人应予气管插管或行气管切开术,清除呼吸道分泌物,吸氧、施行辅助呼吸、维持良好的通气。气管切开后,应注意清洁导管,呼吸道湿化和定期滴入抗生素。

6. 支持治疗

阵发性痉挛与抽搐造成机体严重耗损及水电解质紊乱,维持营养困难。重症者可行肠外营养,轻症病人可在发作间歇进食,或经鼻胃管行管饲,给予高热量、高蛋白饮食及大量维生素。记录 24 小时出入液量,注意维持水电解质平衡。

7. 加强护理

病人应置于单人病室,保持安静,避免声光刺激,重症者需监测生命指征。注意口腔护理、防止舌咬伤。防止褥疮、坠床等。有尿潴留时应予导尿。实施床旁隔离,换药用具、用过敷料应严格消毒或焚毁。

破伤风的发病并不能确保对破伤风的免疫耐受,原因是痉挛毒素生成量极小,不足以刺激形成足量抗体,在确诊破伤风 1 月后,应给予 0.5ml 破伤风类毒素,并完成基础免疫注射。

(六)预后

破伤风病人的转归与支持治疗的质量有关。局限型破伤风的预后较全身型好。不同年龄组以老年病人与婴儿死亡率高;在 50 岁以下组,潜伏期愈短,死亡率越高。需通气支持病人死亡率高于无须通气支持的破伤风病人。死亡原因多半与呼吸道有关,如喉痉挛时处置不当等,严重的心律失常及心脏停搏也是致死原因。

二、气性坏疽

气性坏疽(gas gangrene)亦称梭状芽胞杆菌性肌坏死(clostridial myonecrosis),是由梭状芽胞杆菌引起的特异性感染,致病菌产生的外毒素可引起严重毒血症及肌肉组织的广泛坏死。

(一)病因与发病机制

梭状芽胞杆菌是革兰氏阳性厌氧菌,有数种此类细菌可在人类中引起多种病变。导致气性坏疽的以产气荚膜杆菌为主,其他如水肿杆菌、败血杆菌等均可介入。发病过程中可有其他需氧或厌氧菌参与,形成混合感染。梭状杆菌是腐物寄生菌。普遍存在于泥土、粪便或肠道中的产气荚膜杆菌容易污染伤口,但不一定致病。在有局部血供障碍、组织肌肉损伤广泛、异物存在,或是因耗氧微生物作用使组织氧化还原电位下降,造就梭状杆菌繁殖的良好条件,细菌增殖并可分泌多种毒素与酶。气性坏疽多见于战伤、严重损伤以及结直肠手术病人,临床有因结肠癌穿孔而致气性坏疽的报告。

产气荚膜杆菌分泌的 α-毒素能分解卵磷脂,溶血毒素能破坏红细胞。某些菌株分泌胶原酶、透明质酸酶、蛋白酶、纤溶酶等,对糖、蛋白、胶原起降解作用,产生不溶性气体,弥散在组织间,引起局部水肿、气肿,压迫血管、神经,导致病变部位剧痛。毒素激活中性粒细胞,释出氧自由基、水解酶,破坏血管壁完整性,造成局部血液循环障碍、组织缺血坏死。而组织氧含量的下降,更有利厌氧菌繁殖与毒素的生成,结果引起肌肉组织广泛坏死、腐化,病变更趋恶化。大量毒素进入循环,引起严重的毒血症状。毒素对心血管系统的影响以及细胞外液的丢失,可引起休克、肾功能不全等。

(二)临床表现

潜伏期 1~4 天,常在伤后 3 日发病,亦可短至 6~8 小时。早期出现的局部症状有患肢沉重感,伤口剧痛、呈胀裂感。止痛剂常难缓解疼痛。伤口有棕色、稀薄、浆液样渗出液,可有腐臭味,伤口周围肿胀、皮肤苍白、紧张发亮。随病变进展,局部肿胀加剧,静脉淤滞使得肤色转为暗红、紫黑,出现大理石样斑纹或含有暗红液体的水疱。皮肤改变的范围常较肌肉侵及的范围为小。轻触伤口周围可有捻发音,压迫时有气体与渗液同时从伤口溢出。伤口暴露的肌肉失去弹性与收缩力,切割时不出血;肌纤维肿胀、脆弱软化,色泽转为砖红、紫黑色。由于血管血栓形成及淋巴回流障碍,有时整个肢体水肿、变色、厥冷直至坏死。

病人神志清醒,可有淡漠、不安甚至恐惧感。可有恶心、呕吐等。体温可突然升高,达 40℃,但下降很快。心率增速、呼吸急促,常有进行性贫血,随着病情进展,全身症状迅速恶化。晚期有严重中毒症状,可出现溶血性黄疸、外周循环衰竭、多器官功能衰竭。

(三)诊断与鉴别诊断

早期诊断,及时治疗对挽救生命、保存伤肢有重要意义。如外伤或手术后,伤口、伤肢剧烈疼痛;检查时局部皮肤肿胀及张力增高区超出皮肤红斑范围,而周围淋巴结无明显肿大;病情进展迅速出现心动过速、神志改变、全身中毒症状均应考虑气性坏疽的可能。诊断气性坏疽的三个主要依据是:①伤口周围皮肤有捻发音;②X 线平片、CT、MRI 影像检查显示伤部肌群中有气体存在;③伤口分泌物涂片检查少见白细胞而有大量革兰氏阳性粗短杆菌。

实验室检查血红蛋白显著下降。白细胞计数通常不超过 $12\sim15\times10^9$/L。伤口渗液厌氧菌培养,可发现革兰氏阳性梭状杆菌。组织学检查炎症反应轻,以肌肉广泛坏死为特征性改变。血中磷酸肌酐激酶(CPK)水平升高,部分病人可出现肌红蛋白尿。如 CPK 测定正常,可以排除肌坏死。

气性坏疽需与下列疾病相鉴别:①梭状芽胞杆菌性蜂窝织炎:病变主要局限于皮下蜂窝组织,沿筋膜间隙扩展,可引起皮下组织及筋膜坏死,但极少侵及肌肉。发病较缓,潜伏期为 3~5 日。初起时伤口疼痛,有皮下积气。伤口周围有捻发音,但水肿轻,皮肤变色也很少。全身中毒症状轻。②厌氧性链球菌性蜂窝织炎:起病较慢,常在术后 3 日出现症状,皮肤改变、局部肿胀、疼痛与全身症状比较轻。组织气肿限于皮下组织与筋膜。伤口周围有炎症改变,渗出液呈浆液脓性,涂片检查有革兰氏阳性链球菌。③食管、气管因损伤、手术或病变导致破裂溢气,可出现皮下气肿,捻发音等,但不伴全身中毒症状;局部水肿、疼痛、皮肤改变不明显,皮下气肿随着时间推移常逐渐吸收。

(四)治疗

早期认识与紧急手术是关键。对疑有梭状芽胞杆菌性肌坏死,应将已缝合的伤口及石膏拆除,敞开伤口,以 3%过氧化氢或 1∶1000 高锰酸钾液冲洗。严密观察病情变化。一旦确诊应紧急手术并采取其他救治措施。

1. 手术处理

一旦确诊,应在抢救休克或严重并发症的同时,紧急手术。术前静脉滴注青霉素或甲硝唑,输血、纠正水电解质酸碱失衡。在病变区域作广泛、多处切开,确认侵及组织的范围与性质,对伤周水肿及皮下气肿区亦应切开探查,并行筋膜切开减压。切除不出血的坏死组织,直达色泽红润、能流出鲜血的正常肌肉组织,清除异物、碎骨片等。伤口敞开,用氧化剂冲洗或湿敷。清创后应监测血 CPK 水平,若 CPK 增高,提示肌肉坏死仍有进展,应在 24 小时内再次清创。

如感染严重、发展迅速,多个筋膜间隙或整个肢体受累;伤肢毁损严重;合并粉碎性骨折或大血管损伤,经处理感染未能控制且毒血症状严重者,截肢可能是挽救生命的措施。截肢应在健康组织中进行,开放残端,以氧化剂冲洗或湿敷。会阴直肠外伤合并梭状杆菌感染时宜行结肠造口转流粪便,直肠腔以甲硝唑冲洗,行会阴、臀部、股部多处切开引流,敞开伤口,局部氧化剂冲洗。

2. 抗生素治疗

大剂量青霉素钠静脉滴注,1000 万~2000 万 U/d,控制梭状芽胞杆菌感染。青霉素过敏者可用克林霉素。甲硝唑 500mg,每 6~8 小时 1 次,静脉滴注,对厌氧菌有效。

3. 高压氧治疗

增高组织氧含量抑制气性坏疽杆菌生长。高压氧治疗 2~3 次/天,2 小时/次,持续 3 日。首次氧舱治疗后,检查伤口,将明显坏死组织切除,不做广泛清创,以后依据病情,重复清创。采用这种方法,不少患肢功能得以保留,免于截肢。

4. 支持治疗

输血、纠正水与电解质失衡、营养支持及对症处置,以改善病人状况。

(五)预防

多数发生在创伤后,伤后及时彻底清创是预防气性坏疽最有效的措施。污染重的创口清创后应敞开引流,可用氧化剂冲洗、湿敷。使用青霉素可抑制梭状杆菌繁殖,但不能替代清创术。为防止气性坏疽播散,病人应当隔离。使用过的敷料、器械、衣物应单独收集,消毒处理。梭状杆菌带有芽胞,最好采用高压蒸气灭菌,煮沸消毒时间应在 1 小时以上。

第四节　人类免疫缺陷病毒感染与外科手术

获得性免疫缺陷综合征(acquired immunodeficiency syndrome, AIDS)即艾滋病是由人类免疫缺陷病毒(human immunodeficiency virus, HIV)引起的以细胞免疫缺

陷为主的临床综合征,常并发条件感染及继发性恶性肿瘤,预后差,死亡率高。

一、人类免疫缺陷病毒感染

HIV 是一种逆转录病毒,病毒核心含 RNA、逆转录酶及核蛋白,病毒外壳上的糖蛋白能与 T 淋巴细胞 CD4 受体结合,通过内噬作用进入细胞,引发感染。

HIV 存在于组织与体液中,以血液、精液、阴道分泌物中含量高,最具传染性。无症状的 HIV 感染者及 AIDS 病人是 HIV 感染的主要传染源。HIV 传播的主要途径是:①静脉注射成瘾药物者共用注射器传播;②同性或异性之间性接触;③输注 HIV 污染的全血或血液制品;④母婴间传播。

(一)临床表现

HIV 病毒进入血液后,先有短暂的血清转化(seroconversion)病变,表现为流感样症状以及淋巴结肿大,随后是潜伏期。感染 HIV 后,80%的人无临床症状出现,但 CD_4^+ 淋巴细胞计数逐渐下降;如果未接受治疗 25%~35%感染者在 2 年期间内发展为 AIDS,而 AIDS 的死亡率是 100%。自 HIV 感染至 AIDS 死亡,长者达 20 年,短者仅 1~2 年。隐性感染后最初出现的前驱症状有体重减轻、间歇或持续发热、乏力以及淋巴结肿大。

AIDS 病人免疫缺陷较重,可继发病毒、真菌、结核菌、卡氏肺囊虫等引起的感染,或发生淋巴瘤、卡波西肉瘤等恶性肿瘤。

(二)诊断与治疗

免疫功能测定主要有 CD_4^+ 淋巴细胞计数、T 辅助细胞/T 抑制细胞(CD_4^+/CD_8^+)比值降低。HIV 抗体阳性,合并 CD_4^+T 淋巴细胞计数<200 个/μl 即可诊断为 AIDS。

艾滋病的治疗包括病因治疗及对症处理。针对艾滋病的治疗主要采用高活性抗逆转录病毒治疗法,通过药物抑制 HIV 复制过程中关键酶逆转录酶与蛋白酶的合成。对发热、消瘦、乏力、贫血者应采取相应的治疗措施。

二、HIV 感染病人的外科手术

无症状的 HIV 阳性病人因外科疾病施行手术,手术部位感染常在 20%以上,由于存在免疫缺陷,术后肺部、尿路、肠道等院内感染发生率很高。评估 HIV 阳性病人手术风险应当考虑三个因素:CD_4^+ 淋巴细胞计数,血 HIV 病毒负荷量,以及能否接受抗逆转录病毒治疗。对于 HIV 阳性病人必须手术者,加强免疫与营养支持,围术期应预防使用抗生素,严格无菌操作,尽量避免气管插管与留置导尿,以减少感染的发生。一旦发生术后感染常较难控制,部分病人术后可出现长期低热,进而从无症状期发展为典型的艾滋病。

AIDS 病人常发生肛周疣、结肠炎、阑尾炎、食管炎及溃疡,以及胆道巨细胞病毒感染等,有时也需外科处理,但手术并发症及死亡率较高。决定是否手术必须考虑病人的耐受程度、病情能否改善,以及能否延长生命。

外科处理之后,应采取针对致病原抗感染措施。真菌感染可用两性霉素 B、氟康唑等;病毒感染可使用阿昔洛韦或更昔洛韦;肠道菌为主的多菌种感染可用氨苄西林、甲硝唑、头孢曲松钠、环丙沙星等。

三、外科工作中 HIV 感染的预防

外科工作日常接触血液,而血液是 HIV 病毒最有传染性的介质。为预防及减少交叉感染,应视病人血液、体液均有潜在传播 HIV 或其他传染病的可能。标准防范措施有:①常规戴手套、口罩、眼镜,防护皮肤、黏膜与病人体液、血液直接接触;②避免体表直接接触病人伤口、组织标本等;③医疗器具严格消毒,操作过程中,预防锐器引起的损伤。

对于 HIV 感染者或是 AIDS 病人需施行手术或行活检、穿刺、注射等干预性操作时,医护人员应强化防范措施,特别是给血清转化期病人手术。有皮肤损伤或皮炎者不应参加手术;术者应戴双层手套、防护面罩或护目镜;使用完全防水的一次性使用手术衣或围裙与袖套;手术人员控制在最低限度,手术室仅留必需人员,减少手术室中不必要的走动;术中使用电动锯、钻时,要防范飞溅播散的风险。手术操作应谨慎、稳当、有序,术中注意止血和防止血液喷溅;洗手护士与术者之间器械的递交应放入弯盘后传送,以减少锐器刺伤的危险;手术人员应穿靴而不是拖鞋,以防锐器自手术台坠落时不慎受伤。术中助手移动位置时手术者应暂停操作,以免误伤助手。

手术人员术中最常见的自身损伤是被缝针刺伤左手食指,戴双层手套可以使得皮肤刺伤的机会明显减少。比较缝针刺伤而言中空的注射器针头内含有 HIV 病毒血液在刺伤皮肤时更有传播 HIV 的极大风险。医务人员一旦被 HIV 感染血污染,应立即在流水下彻底冲洗伤部;如被刺伤且所污染血为 HIV 阳性感染者,应立即采取积极措施,当天开始行预防性高活性抗逆转录病毒治疗 1 个月。伤后应立即检查 HIV 抗体,并在 12 周后重复,以确认有无发生 HIV 血清转化。采取有效的防范措施可明显降低医务人员职业相关的 HIV 感染。

第五节　抗菌药物的合理应用

抗菌药物在预防、控制与治疗外科感染中发挥重要作用,显著改善了感染疾病的预后。另一方面,抗菌药物不能替代外科治疗的基本原则。严格的无菌术、彻底的清创、脓肿引流及感染灶的清除,以及增加机体抵抗力都是抗感染的必要措施。外科干预控制感染源与合理的抗菌药物使用是治疗外科感染的两个关键措施。

目前临床常用抗菌药物达数百种,由于应用广泛,滥用抗菌药的现象时有发生。不合理使用抗菌药物,增加了致病菌的耐药性,可导致二重感染(superinfection),还会产生毒副作用与过敏反应。熟悉抗菌药物的药理性能、适应证、选药与给药的合理方案,才能发挥抗感染的良好作用,预防不良反应。

(一)抗菌药物的作用

抗菌药物的作用与药物的药代动力学与药效学密切相关。

抗菌药物对细菌的作用可有几种方式:①阻碍细菌细胞壁的合成;②阻碍细菌内蛋白质合成;③损伤细菌细胞膜功能;④改变核酸代谢,阻碍遗传信号的传递。通过上述途径发挥抑菌或杀菌的作用。

血浆和组织中的药物浓度受到药物吸收、分布和清除的影响,后者与药物代谢与排泄有关。全身用药治疗外科局限化的感染,需确保抗菌药物在感染部位组织浓度超过最低抑菌浓度(MIC)。抗生素的穿透力,一是与抗生素蛋白结合率有关,未与蛋白结合的抗菌药物可穿透毛细血管壁发挥抗菌作用;二是脂溶性的抗生素可经由非离子通道弥散作用穿过膜而到达创口、骨、脑脊液以及脓肿等处。

抗菌药物按杀菌活性作用可分成时间依赖型与浓度依赖型二大类。时间依赖型药物如β-内酰胺类、大环类、万古霉素等,血药浓度超过 MIC 即可发挥杀菌效应,浓度超过 MIC 时间是与临床疗效相关的主要参数。血药浓度在 MIC 的4~5倍时,杀菌率饱和。浓度依赖型杀菌作用抗生素有氨基糖苷类、喹诺酮类、甲硝唑等,与疗效相关的主要参数是24小时浓度时间曲线下面积与 MIC 比值或血浆峰浓度与 MIC 比值。用药目标是达到最大药物接触,药物浓度越高杀菌率与杀菌范围越大。

常用的抗菌药物如磺胺、青霉素、头孢、氨基糖苷、四环素类,主要从尿中排出,尿浓度高于血药浓度50~200倍。而红霉素、氯霉素则是例外。经由胆汁分泌的抗菌药物有青霉素、头孢霉素、环丙沙星与利福平,胆汁中浓度常数倍于血药浓度。而氨基糖苷类药在胆汁浓度通常较低。在选用抗菌药物时,应考虑药物在相关组织或体液中的分布情况。

（二）围术期预防用药

围术期使用抗生素目的是预防与减少与手术相关的外科感染。术前预防使用抗生素有助于减少术后发生在切口或是手术深部或腔隙的外科手术部位感染（surgical site infection,SSI），以及可能发生的全身感染。

外科手术根据手术野是否存在污染以及污染程度分为清洁、清洁-污染与污染手术。预防使用抗生素指征主要是清洁-污染手术与污染手术。清洁-污染手术指胃肠道、呼吸道、泌尿道、女性生殖道手术，或经以上器官的手术，由于手术部位存在大量寄生菌群，可以污染手术野造成感染。污染手术指由于胃肠道、尿路、胆道体液大量溢出造成严重污染的手术。开放性创伤与骨折、烧伤、火器伤、胸腹部穿通伤，以及有严重污染及软组织破坏的损伤，需预防应用抗菌药物。

清洁手术由于手术野无污染，通常不需预防用抗菌药物，但在下列情况时可考虑预防用药：①手术时间长、范围大；重要脏器如颅脑、心脏手术、器官移植等手术，一旦发生感染后果严重；涉及骨骼需要打开颅骨、劈开胸骨等手术；②有人造物留置的手术，如人工关节、大血管、心脏瓣膜置换等；③病人有感染的高危因素，如高龄、糖尿病、营养不良疾患，或接受放化疗、免疫抑制剂，免疫功能低下的高危人群。

预防性抗菌药物应选择抗菌谱主要针对可能造成感染的病原菌，杀菌力强且副作用小的抗生素。头孢菌素符合上述条件。头颈、胸腹壁、四肢手术，主要感染病原菌是葡萄球菌，首选第一代头孢菌素；进入腹、盆腔空腔脏器的手术可能病原菌主要是革兰氏阴性杆菌，应选用二、三代头孢菌素；下消化道阑尾、结直肠手术以及妇产科手术需同时覆盖肠道杆菌与厌氧菌，应在二、三代头孢菌素基础上加用甲硝唑。血管手术以表皮葡萄球菌、金黄色葡萄球菌引起的感染居多，可用耐酶青霉素氟氯西林或克林霉素、万古霉素。

预防使用抗菌药物应有较高的组织渗透力，维持组织内有效浓度时间较长；给药时间与途径应确保在潜在污染可能发生的时期内，组织与血中抗生素浓度超过MIC。通常在麻醉诱导时静脉给予单剂抗生素最为适宜。如手术时间推迟或延长（≥3小时）、术中失血过多（≥1500ml）、或体内放置入造物，抗生素可在1~2个半衰期后追加剂量给药。通常在术后24小时停药。除非术中有未预料的严重污染发生，术后长期预防用药并无必要。预防性使用抗菌药物时间过长，增加出现细菌耐药菌株的危险。

在细菌污染后1~2小时开始给予抗生素，预防感染效能明显降低；缝闭伤口后再给予预防性抗生素则没有价值。

（三）抗菌药物治疗外科感染的原则与选择

明确是细菌感染诊断或高度怀疑者，方是使用抗菌药物的指征；尽早查明致病菌，根据致病菌种类及细菌药物敏感试验结果选用抗菌药物。抗菌药物的治疗方案应结合抗菌药物抗菌谱、药代动力学特点，病情严重程度以及病人情况制定。

抗生素的选择在急性外科感染治疗的最初阶段，一般是在未获得细菌培养和药敏试验结果的情况下开始的，抗感染药物的选择通常是经验性的。不同部位的感染都有它的主要病原菌。例如，一般软组织感染或头颈、四肢创伤或术后感染以革兰氏阳性球菌为主；腹盆腔感染常是革兰氏阴性杆菌和厌氧菌；痈、急性骨髓炎主要是葡萄球菌感染；静脉导管感染主要是葡萄球菌也有革兰氏阴性杆菌和真菌。外科医师可根据感染部位推断致病菌的种类，并根据感染的临床表现、脓液性状与致病菌引起感染的一般规律估计致病菌种。再根据预判选择针对此类细菌有效的抗菌药物，同时应考虑抗菌药物的药理与药代动力学特点。

确保抗菌药物在感染部位组织维持有效的浓度。可根据抗生素穿透性与在感染部位组织中浓度选用。颅脑感染选用青霉素、氨曲南、氯霉素、万古霉素；胰腺感染可用头孢菌素、喹诺酮、亚胺培南；骨骼感染可选克林霉素、头孢菌素和环丙沙星。

治疗 2~3 日后，应根据治疗反应适度调整。治疗效果良好，可坚持原有经验性用药方案；治疗效果不佳，重新评估原有方案，依据细菌学检查及药敏试验更换有效的药物，调整药物的品种与剂量。

尽可能获取感染部位渗出液或脓液，涂片检查确定有无致病菌，致病菌革兰染色为阳性还是阴性，是球菌还是杆菌。重症感染的血液、体液、脓液细菌培养，依据细菌学检查结果确定的病原菌与对抗菌药物的敏感度针对性选择药物。细菌敏感度测定虽是体外试验，但实践表明体外药敏结果与临床疗效的符合率超过 70%，可以指导临床用药。

（四）给药方法

1. 给药途径

感染局限或较轻可接受口服给药者，应选用口服吸收完全的抗菌药物，不必采用静脉或肌内注射。对严重感染病人，抗菌药物宜通过静脉途径给予，静脉分次注射与静脉滴注相比，前者产生的血清与组织液内药物浓度较高，并可减少高浓度药物长时间刺激引起的静脉炎以及避免抗生素失活。

2. 常用剂量

按各种抗菌药物的治疗剂量范围给药。氨基糖苷类、喹诺酮、氯霉素等剂量依赖型，其杀菌效应与药物浓度升高有关。给药剂量宜偏向高限，药物在血清中形成高于 MIC 数倍的浓度，满足治疗的要求。剂量不足则缺乏疗效，且易使细菌耐药。时间依赖效应药物，只要感染部位浓度高于最小抑菌浓度（MIC）即可发挥杀菌效应。维持血药浓度在超过 MIC 的水平即可，剂量选择偏向低限，以减少毒性。

3. 剂量间隔

根据药代动力学和药效学的原则确定给药次数。给药间隔一般选择 3~4 倍的药物半衰期（$T_{1/2}$）。半衰期短者，如青霉素、头孢菌素类、克林霉素等应一日多次给药；喹诺酮类、氨基糖苷类等可一日给药一次。

肾功能减退时经肾清除的抗菌药物半衰期不同程度延长，经肾排泄的药物应依肾功能情况采用减量法、延长给药间期调整给药方案。或者选择低肾毒性、无肾毒的有效抗菌药物。避免使用磺胺药、两性霉素 B、万古霉素、氨基糖苷类抗生素等加重肾损害的药物。主要经肝脏代谢的药物，只要肝功能正常，基本上不改变给药剂量与间期。行血药浓度监测可做到给药剂量个体化。

4. 疗程

多数外科感染经有效抗生素治疗 5~7 天可控制。菌血症标准疗程是 7~14天。抗菌药物一般在体温正常、白细胞计数正常、症状消退、全身及局部病灶情况好转后及时停药。严重感染如脓毒症，疗程可适当延长。骨髓炎、心内膜炎、植入物感染等常需要 6~12 周的疗程，过早停药可使感染不易控制。

5. 联合使用抗菌药物

目的是产生协同作用以提高抗菌效能，降低个别药物剂量、减少毒性反应，防止及延迟细菌耐药性。主要用于：①多种细菌的混合感染，如腹膜炎、盆腔炎、创伤感染等；②单一抗菌药物不能有效控制的重症感染如感染性心内膜炎；③病因未明的严重感染，包括免疫缺陷者的严重感染；④用药时间长，病原菌易产生耐药性的感染，如结核病、尿路感染等治疗；⑤减少个别药物剂量，降低毒性反应，如两性霉素 B 与氟胞嘧啶合用，治疗深部真菌病。

联合用药最好依据联合药敏试验，应当选择协同或累加作用的组合，避免产生拮抗作用的联合用药。β-内酰胺类药与四环素类、大环内酯类常产生拮抗作用，应避免二者的联合使用。

（五）抗菌药物的不良反应与细菌耐药性

1. 毒性反应

是抗菌药物最常见的不良反应，常与剂量有关，主要表现在肾、肝、胃肠道、造血、神经系统方面。如氨基糖苷类、万古霉素对听神经有毒性；肾脏损害多见于多黏菌素、两性霉素 B 及氨基糖苷类等。喹诺酮、磺胺类等偶可引起粒细胞减少或血小板减少。发生毒性反应需立即停药，改用毒性低的其他药物。

2. 变态反应

与用药剂量、疗程无关。药疹多见于青霉素、磺胺药、万古霉素、头孢菌素等用药后出现。过敏性休克大多发生在注射青霉素后，一旦发生，应立即救治。用药前询问有无变态反应疾病及药物过敏史，使用青霉素前先做皮肤过敏试验。用药过程中发现皮疹、发热等，立即停用致敏药物，并作积极处理。

3. 二重感染

又称菌群交替症（superinfection），是在抗菌药物治疗原发感染时发生的新感染。在感染采用广谱或联合抗菌药物治疗过程中，原有的致病菌被制止，但耐药的真菌、肠球菌、难辨梭菌等大量繁殖，加之病人抵抗力下降，导致条件致病菌引发新的感染。二重感染发生率为 2%～3%，一般出现于用药 3 周内。多见于长期使用抗生素者，婴儿、老年人，有严重疾病者。假膜性结肠炎由难辨梭菌过度繁殖，产生肠毒素所致，表现为发热、腹泻常呈米汤样稀便并可带有肠黏膜。治疗措施包括停用广谱抗生素，静脉给予甲硝唑及口服万古霉素。中毒症状严重病例甚至需行结肠切除手术治疗。

4. 细菌耐药性

抗生素的广泛应用，细菌对抗生素的耐药性逐年增加。青霉素曾经是控制葡萄球菌感染的十分有效的药物，随着青霉素应用，出现可以产 β-内酰胺酶的耐青霉素金葡菌，之后是耐青霉素的各种葡萄球菌与链球菌。半合成青霉素（如甲氧西林）出现控制了耐青霉素金葡菌感染。随后又出现耐甲氧西林的金葡菌（MRSA）、耐青霉素肺炎链球菌以及耐万古霉素肠球菌。目前有为数不多的可杀灭 MRSA 的抗生素，如糖肽类的万古霉素等。耐药性革兰氏阴性杆菌也有类似情况，在引起院内感染的病菌中所占比例逐年提高。由于 β-内酰胺酶的突变而形成的各种超广谱 β-内酰胺酶（ESBL）不断发现。这些酶介导的多重耐药菌对青霉素和第一、二、三代头孢菌素及单环菌素均耐药，但对头霉素、碳青霉烯及酶抑制剂敏感。

耐药性出现的主要原因是细菌对药物的适应，少数是基因突变的结果。细菌自身耐药性的产生主要通过质粒介导、转座子或整合子转移。细菌耐药的生化机制主要是产生灭活酶,细菌形成对抗菌药物的渗透障碍、主动外排以及药物作用细菌的靶位改变等。

　　为控制和减少耐药菌株的发生与传播,严格掌握抗菌药物的适应证,尽量选用窄谱抗菌药、减少局部用药,根据药敏来调整用药。对所在地致病菌耐药菌株流行情况及药敏情况进行监测,了解抗菌药耐药变迁情况。采用抗菌药物策略性替换方法,筛选敏感的抗生素,作为临床经验性治疗时选药的参考。使用抗生素前尽量获得血液细菌培养与药敏试验结果,争取做到针对性用药,减少并延缓细菌耐药性的产生。

第二章　颅脑损伤

第一节　概　述

颅脑损伤(craniocerebral injury)在平时和战时均常见,仅次于四肢伤,平时主要因交通事故、坠落、跌倒等所致,战时则多因火器伤造成。多年来,尽管在颅脑损伤的临床诊治及相关基础研究方面取得了许多进展,但其死亡率和致残率依然高居身体各部位损伤之首。

(一)颅脑损伤方式

外界暴力造成颅脑损伤有两种方式:一种是暴力直接作用于头部引起的损伤,称为直接损伤;另一种是暴力作用于身体其他部位,然后传导至头部所造成的损伤,称为间接损伤。

1. 直接损伤

(1)加速性损伤:相对静止的头部突然遭受外力打击,头部沿外力作用方向呈加速运动而造成的损伤,称为加速性损伤,例如钝器击伤即属于此类。这种方式造成的损伤主要发生在着力部位,即着力伤(coup injury)。

(2)减速性损伤:运动着的头部突然撞于静止的物体所引起的损伤,称为减速性损伤,例如坠落或跌倒时头部着地即属于此类损伤。这种方式所致的损伤不仅发生于着力部位,也常发生于着力部位的对侧,即对冲伤(contrecoup injury)。

(3)挤压性损伤:两个不同方向的外力同时作用于头部,颅骨发生严重变形而造成的损伤,称为挤压性损伤,如车轮压轧伤和新生儿产伤等。

2. 间接损伤

①坠落时双足或臀部着地,外力经脊柱传导至颅底引起颅底骨折和脑损伤;②外力作用于躯干,引起躯干突然加速运动时,头颅由于惯性,其运动落后于躯干,于是在颅颈之间发生强烈的过伸或过屈,或先过伸后又回跳性地过屈,犹如挥鞭样动作,造成颅颈交界处延髓与脊髓连接部的损伤,即挥鞭伤(whiplash injury);③胸部突然遭受挤压时,胸腔压力升高,经上腔静脉逆行传递,使该静脉所属的上胸、肩

颈、头面皮肤和黏膜及脑组织发生弥散点状出血,称为创伤性窒息(traumatic asphyxia)。

临床实际工作中所见的颅脑损伤,因单一方式所致者固然较多,但几种不同损伤相继发生者并不少见。如车辆从伤员后方撞击其背部,可造成挥鞭性损伤,继而伤员倒地,头部撞于地面,又发生减速性损伤,然后其又被碾压于车轮之下,形成挤压性损伤。因此,必须对每个伤员的受伤方式进行认真分析,方能做出正确判断。

(二)颅脑损伤分类

颅脑损伤的伤情轻重不一,病理变化和伤后演变过程不同,治疗措施有异,因而临床上需要有一个与之相适应的分类方法,以指导医疗实践。目前,国际上较通用的一种方法是根据格拉斯哥昏迷计分(Glasgow coma scale,GCS)所做的伤情分类法。GCS 由英国格拉斯哥颅脑损伤研究所的 Teasdale 和 Jennet 提出(1974 年),分别对伤员的运动、言语、睁眼反应评分,再累计得分,作为判断伤情的依据。轻型:13~15 分,伤后昏迷时间<20 分钟;中型:9~12 分,伤后昏迷 20 分钟~6 小时;重型:3~8 分,伤后昏迷>6 小时,或在伤后 24 小时内意识恶化并昏迷>6 小时。

第二节　头皮损伤

头皮损伤均由直接外力造成,损伤类型与致伤物种类密切相关。钝器常造成头皮挫伤、不规则裂伤或血肿,锐器大多造成整齐的裂伤,发辫卷入机器则可引起撕脱伤。单纯头皮损伤一般不会引起严重后果,但在颅脑损伤的诊治中不可忽视,因为:①根据头皮损伤的情况可推测外力的性质和大小,而且头皮损伤的部位常是着力部位,而着力部位对判断脑损伤的位置十分重要;②头皮血供丰富,伤后极易失血,部分伤员尤其是小儿可因此导致休克;③虽然头皮抗感染和愈合能力较强,但处理不当,一旦感染,便有向深部蔓延引起颅骨骨髓炎和颅内感染的可能。

一、头皮血肿

头皮富含血管,遭受钝性打击或碰撞后,可使血管破裂,而头皮仍保持完整,形成血肿。

皮下血肿(subcutaneous hematoma)比较局限,无波动,周边较中心区为硬,易误认为凹陷骨折,必要时可摄 X 线平片进行鉴别。此种血肿一般无须处理,数日后可自行吸收。帽状腱膜下血肿(subgaleal hematoma)较大,甚至可延及全头,不受颅缝限制,触之较软,有明显波动。婴幼儿巨大帽状腱膜下血肿可引起贫血甚至休克。

血肿较小者可加压包扎,待其自行吸收;若血肿较大,则应在严格皮肤准备和消毒下穿刺抽吸,然后再加压包扎。经反复穿刺、加压包扎血肿仍不能缩小者,需注意是否有凝血障碍或其他原因。对已有感染的血肿,需切开引流。骨膜下血肿(subperiosteal hematoma)也较大,但不超越颅缝,张力较高,可有波动。诊断时应注意是否伴有颅骨骨折。处理原则与帽状腱膜下血肿相仿,但对伴有颅骨骨折者不宜强力加压包扎,以防血液经骨折缝流入颅内,引起硬脑膜外血肿。

二、头皮裂伤

因锐器所致的头皮裂伤(scalp laceration)较平直,创缘整齐,除少数锐器可进入颅内造成开放性颅脑损伤外,大多数裂伤仅限于头皮,虽可深达骨膜,但颅骨常完整。因钝器或头部碰撞造成的头皮裂伤多不规则,创缘有挫伤痕迹,常伴颅骨骨折或脑损伤。

头皮裂伤系头皮的开放伤,处理原则是尽早施行清创缝合,即使伤后已达24小时,只要无明显感染征象,仍可彻底清创一期缝合。术中应将裂口内的头发、泥沙等异物彻底清除;明显挫裂污染的创缘应切除,但不可切除过多,以免缝合时产生张力;注意有无颅骨骨折或碎骨片,如发现脑脊液或脑组织外溢,应按开放性颅脑损伤处理。术后给予抗生素。

三、头皮撕脱伤

头皮撕脱伤(scalp avulsion)是最严重的头皮损伤,几乎均因发辫卷入转动的机器所致。由于皮肤、皮下组织和帽状腱膜三层紧密连接,所以在强烈的牵扯下,往往将头皮自帽状腱膜下间隙全层撕脱,有时还连同部分骨膜。撕脱范围与受到牵扯的头发面积相关,严重者整个头皮甚至连前部的额肌一起撕脱。伤后失血多,易发生休克,应及时处理。头皮撕脱伤应根据伤后时间、撕脱是否完全、撕脱头皮的条件、颅骨是否裸露、创面有无感染征象等情况采用不同的方法处理:①若皮瓣尚未完全脱离且血供尚好,可在细致清创后原位缝合;②如皮瓣已完全脱落,但完整,无明显污染,血管断端整齐,且伤后未超过6小时,可在清创后试行头皮血管(颞浅动脉、颞浅静脉或枕动脉、枕静脉)吻合,再全层缝合撕脱的头皮;如因条件所限,不能采用此法,则需将撕脱的头皮瓣切薄成类似的中厚皮片,置于骨膜上,再缝合包扎;③如撕脱的皮瓣挫伤或污染较重已不能利用,而骨膜尚未撕脱,又不能做转移皮瓣时,可取腹部或大腿中厚皮片做游离植皮;若骨膜已遭破坏,颅骨外露,可先做局部筋膜转移,再植皮;④伤后已久,创面已有感染或经上述处理失败者,只能行创面清洁和更换敷料,待肉芽组织生长后再行邮票状植皮。如颅骨裸露,还需做多处颅骨钻孔至板障层,等钻孔处长出肉芽后再植皮。

第三节　颅骨骨折

闭合性颅脑损伤中有颅骨骨折者占 15%~20%。颅骨骨折(skull fracture)的重要性常常并不在于骨折本身,而在于可能同时并发的脑膜、脑、颅内血管和脑神经的损伤。

(一)发生机制

颅骨遭受外力时是否造成骨折,主要取决于外力大小、作用方向和致伤物与颅骨接触的面积以及颅骨的解剖结构特点。外力作用于头部瞬间,颅骨产生弯曲变形;外力作用消失后,颅骨又立即弹回。如外力较大,使颅骨的变形超过其弹性限度,即发生骨折。

颅骨骨折的性质和范围主要取决于致伤物的大小和速度:致伤物体积大,速度慢,多引起线形骨折;体积大,速度快,易造成凹陷骨折;体积小,速度快,则可导致圆锥样凹陷骨折或穿入性骨折。外力作用于头部的方向与骨折的性质和部位也有很大关系:垂直打击于颅盖部的外力常引起着力点处的凹陷骨折或粉碎骨折;斜向外力打击于颅盖部,常引起线形骨折。此外,伤者年龄、着力点的部位、着力时头部固定与否与骨折的关系也很密切。

(二)分类

1. 按骨折形态

分为线形骨折、凹陷骨折、粉碎骨折、洞形(穿入性)骨折。粉碎骨折多呈凹陷性,一般列入凹陷骨折内。洞形骨折多见于火器伤。

2. 按骨折部位

分为颅盖骨折、颅底骨折。

3. 按创伤性质

分为闭合性骨折、开放性骨折,依骨折部位是否与外界相通区别。颅底骨折虽不与外界直接沟通,但如伴有硬脑膜破损引起脑脊液漏或颅内积气,一般视为内开放性骨折。

一、颅盖骨折

颅盖骨折按形态可分为线形骨折(linear fracture)和凹陷骨折(depressed fracture)两种。前者包括颅缝分离,较多见,后者包括粉碎骨折。线形骨折几乎均为颅骨全层骨折,个别仅为内板断裂。骨折线多为单一者,也可多发,呈线条状或放射状,宽度一般为数毫米,偶尔可达 1cm 以上。凹陷骨折绝大多数为颅骨全层凹陷,个别仅为内板内陷。陷入骨折片周边的骨折线呈环状或放射状。婴幼儿颅骨质软,着力部位可产生看不到骨折线的乒乓球样凹陷。

(一)临床表现和诊断

线形骨折除可能伴有的头皮损伤(挫裂伤、头皮血肿)外,骨折本身仅靠触诊很难发现,常需依赖 X 线片或 CT 骨窗相。但纤细的骨折线有时仍可被遗漏。

范围较大和明显的凹陷骨折,软组织出血不多时,触诊多可确定。但小的凹陷骨折易与边缘较硬的头皮下血肿混淆,需经 X 线平片或 CT 骨窗相方能鉴别。凹陷骨折因骨片陷入颅内,使局部脑组织受压或产生挫裂伤,临床上可出现相应的病灶症状和局限性癫痫。如并发颅内血肿,可产生颅内压增高症状。凹陷骨折刺破静脉窦可引起致命的大出血。

(二)治疗

线形骨折本身无须处理,但如果骨折线通过脑膜血管沟或静脉窦时,应警惕发生硬膜外血肿的可能。

对凹陷骨折是否需要手术,意见尚不一致。目前一般认为,凡凹陷深度>1cm;位于重要功能区;骨折片刺入脑内;骨折引起瘫痪、失语等功能障碍或局限性癫痫者,应手术治疗,将陷入骨折片撬起复位,或摘除碎骨片后做颅骨成形。非功能区的轻度凹陷,或无脑受压症状的静脉窦处凹陷骨折,不应手术。

二、颅底骨折

颅底骨折(skull base fracture)大多由颅盖骨折延伸而来,少数可因头部挤压伤或着力部位于颅底水平的外伤所造成。

颅底骨折绝大多数为线形骨折。由于颅底结构上的特点,横行骨折线在颅前窝可由眶顶到达筛板甚至延伸至对侧,在颅中窝常沿岩骨前缘走行甚至将蝶鞍横断。纵行骨折线邻近中线者,常在筛板视神经孔、破裂孔、岩骨内侧和岩枕裂直达枕骨大孔的线上,靠外侧卵圆孔者则常在眶顶、圆孔和卵圆孔的线上,甚至将岩骨横断。

（一）临床表现和诊断

临床表现主要有：①耳、鼻出血或脑脊液漏；②脑神经损伤；③皮下或黏膜下瘀斑。

1. 颅前窝骨折

骨折多累及额骨水平部（眶顶）和筛骨。骨折出血可经鼻流出，或进入眶内在眼睑和球结膜下形成瘀斑，俗称"熊猫眼"或"眼镜征"。脑膜撕裂者，脑脊液可沿额窦或筛窦再经鼻流出形成脑脊液鼻漏。气体经额窦或筛窦进入颅内可引起颅内积气。常伴嗅神经损伤。

2. 颅中窝骨折

骨折可累及蝶骨和颞骨。血液和脑脊液经蝶窦流入上鼻道再经鼻孔流出形成鼻漏。若骨折线累及颞骨岩部，血液和脑脊液可经中耳和破裂的鼓膜由外耳道流出，形成耳漏；如鼓膜未破，则可沿耳咽管入鼻腔形成鼻漏。颞骨岩部骨折常发生面神经和听神经损伤。如骨折线居内侧，亦可累及视神经、动眼神经、滑车神经、三叉神经和展神经。靠外侧的颅中窝骨折可引起颞部肿胀。

3. 颅后窝骨折

骨折常累及岩骨和枕骨基底部。在乳突和枕下部可见皮下淤血，或在咽后壁发现黏膜下淤血。骨折线居内侧者可出现舌咽神经、迷走神经、副神经和舌下神经损伤。

颅底骨折偶尔可伤及颈内动脉，造成颈动脉-海绵窦瘘或大量鼻出血。与颅盖骨折不同，颅底骨折的诊断主要依靠临床表现，头颅 X 线平片的价值有限。但 CT 扫描对颅底骨折有诊断意义，通过对窗宽和窗距的调节（骨窗相）常能显示骨折部位，还能发现颅内积气。

（二）治疗

颅底骨折如为闭合性，骨折本身无特殊处理。若脑膜同时撕裂产生脑脊液漏、颅内积气，或伴有脑神经损伤、血管损伤，则应视具体情况分别处理。

第四节　　脑损伤

颅脑损伤中最为重要的当属脑损伤。脑损伤分为原发性损伤和继发性损伤两大类。本节介绍原发性脑损伤，包括脑震荡（cerebral concussion）和脑挫裂伤（cerebral contusion）。继发性脑损伤包括脑水肿、脑肿胀和颅内血肿等,其中颅内血肿将在第五节介绍。

（一）发生机制

了解颅脑损伤的方式和发生机制,结合外力作用的部位和方向,常能推测脑损伤的部位和性质,在临床诊治中有十分重要的意义。

脑损伤的发生机制比较复杂。一般认为,造成脑损伤的基本因素有两种:①外力作用于头部,由于颅骨内陷和迅即回弹或骨折引起的脑损伤,这种损伤常发生在着力部位;②头部遭受外力后的瞬间,脑与颅骨之间的相对运动造成的损伤,这种损伤既可发生在着力部位,也可发生在着力部位的对侧,即对冲伤。这两种因素在加速性损伤和减速性损伤中所起的作用不尽相同。在加速性损伤中,主要是第一种因素起作用。在减速性损伤中,上述两种因素则均有重要意义,而且事实上,因脑与颅骨之间的相对运动所造成的脑损伤可能更多见、更严重。由于枕骨内面和小脑幕表面比较平滑,而颅前窝和颅中窝底凹凸不平,因此,在减速性损伤中,无论着力部位在枕部抑或额部,脑损伤均多见于额叶、颞叶前部和底面。

（二）分类

1.按脑损伤发生的时间和机制

分为原发性脑损伤和继发性脑损伤。前者是指外力作用于头部时立即发生的损伤,后者是指受伤一定时间后出现的脑损害。

2.按脑与外界是否相通

分为闭合性脑损伤和开放性颅脑损伤。凡硬脑膜完整的脑损伤均属于闭合伤;硬脑膜破裂,脑与外界相通者则为开放伤。

一、脑震荡

脑震荡是最轻的脑损伤,其特点为伤后即刻发生短暂的意识障碍和近事遗忘。

（一）发生机制和病理

关于脑震荡的发生机制,至今尚有争议。一般认为脑震荡引起的意识障碍主要是脑干网状结构受损的结果。这种损害与颅脑损伤时脑脊液的冲击(脑脊液经脑室系统骤然移动)、外力打击瞬间产生的颅内压力变化、脑血管功能紊乱、脑干的机械性牵拉或扭曲等因素有一定关系。

传统观念认为,脑震荡仅是中枢神经系统暂时的功能障碍,并无可见的器质性损害。但近年来的研究发现,受力部位的神经元线粒体、轴突肿胀,间质水肿;脑脊液中乙酰胆碱和钾离子浓度升高,影响轴突传导或脑组织代谢的酶系统紊乱。临床资料也证实,有半数脑震荡病人的脑干听觉诱发电位检查提示有器质性损害。有学者指出,脑震荡可能是一种最轻的弥漫性轴索损伤。

（二）临床表现和诊断

伤后立即出现短暂的意识丧失,持续数分钟至十几分钟,一般不超过半小时。有的仅表现为瞬间意识混乱或恍惚,并无昏迷。同时伴有面色苍白、瞳孔改变、出冷汗、血压下降、脉弱、呼吸浅慢等自主神经和脑干功能紊乱的表现。意识恢复后,对受伤当时和伤前近期的情况不能记忆,即逆行性遗忘。多有头痛、头晕、疲乏无力、失眠、耳鸣、心悸、畏光、情绪不稳、记忆力减退等症状,一般持续数日、数周,少数持续时间较长。

神经系统检查多无明显阳性体征。如做腰椎穿刺,显示颅内压力正常和脑脊液检查无红细胞。CT检查颅内无异常。

（三）治疗

脑震荡无须特殊治疗,一般卧床休息5～7天,酌用镇静、镇痛药物,做好解释工作,消除病人的畏惧心理,多数病人在2周内恢复正常,预后良好。

二、脑挫裂伤

脑挫裂伤是外力造成的原发性脑器质性损伤,既可发生于着力部位,也可在对冲部位。

（一）病理

脑挫裂伤轻者仅见局部软膜下皮质散在点片状出血。较重者损伤范围较广泛,常有软膜撕裂,深部白质亦受累。严重者脑皮质及其深部的白质广泛挫碎、破裂、坏死,局部出血、水肿,甚至形成血肿。显微镜下可见脑组织出血,皮质分层不清或消失;神经元胞质空泡形成,尼氏体消失,核固缩、碎裂、溶解,轴突肿胀、断裂,髓鞘崩解;胶质细胞变性、肿胀;毛细血管充血,细胞外间隙水肿。

（二）临床表现

脑挫裂伤病人的临床表现可因损伤部位、范围、程度不同而相差悬殊。轻者仅有轻微症状,重者深昏迷,甚至迅即死亡。

1. 意识障碍

是脑挫裂伤最突出的症状之一。伤后立即发生,持续时间长短不一,由数分钟至数小时、数日、数月乃至迁延性昏迷,与脑损伤轻重相关。

2. 头痛、恶心、呕吐

也是脑挫裂伤最常见的症状。疼痛可局限于某一部位(多为着力部位),亦可为全头性疼痛,间歇或持续,在伤后 1~2 周内最明显,以后逐渐减轻,可能与蛛网膜下腔出血、颅内压增高或脑血管运动功能障碍相关。伤后早期的恶心、呕吐可因受伤时第四脑室底的呕吐中枢受到脑脊液冲击、蛛网膜下腔出血对脑膜的刺激或前庭系统受刺激引起,较晚发生的呕吐大多由于颅内压变化而造成。

3. 生命体征

轻度和中度脑挫裂伤病人的血压、脉搏、呼吸多无明显改变。严重脑挫裂伤,由于出血和水肿引起颅内压增高,可出现血压上升、脉搏徐缓、呼吸深慢,危重者出现病理呼吸。

4. 局灶症状和体征

伤后立即出现与脑挫裂伤部位相应的神经功能障碍或体征,如运动区损伤出现对侧瘫痪,语言中枢损伤出现失语等。但额叶和颞叶前端等"哑区"损伤后,可无明显局灶症状或体征。

(三)诊断

根据伤后立即出现的意识障碍、局灶症状和体征及较明显的头痛、恶心、呕吐等,脑挫裂伤的诊断多可成立。但由于此类病人往往因意识障碍而给神经系统检查带来困难,加之脑挫裂伤最容易发生在额极、颞极及其底面等"哑区",病人可无局灶症状和体征,因而确诊常需依靠必要的辅助检查。

CT 扫描能清楚地显示脑挫裂伤的部位、范围和程度,是目前最常应用、最有价值的检查手段。脑挫裂伤的典型 CT 表现为局部脑组织内有高低密度混杂影,点片状高密度影为出血灶,低密度影则为水肿区。此外,根据 CT 扫描,还可了解脑室受压、中线结构移位等情况。MRI 检查时间较长,一般很少用于急性颅脑损伤的诊断。但对较轻的脑挫裂伤灶的显示,MRI 优于 CT。X 线片虽然不能显示脑挫裂伤,但了解有无骨折,对着力部位、致伤机制、伤情判断有一定意义。

腰椎穿刺检查脑脊液是否含血,可与脑震荡鉴别。同时可测定颅内压或引流血性脑脊液以减轻症状。但对颅内压明显增高的病人,腰椎穿刺应谨慎或禁忌。

(四)治疗和预后

1. 严密观察病情

脑挫裂伤病人早期病情变化较大,应由专人护理,有条件者应送入重症监护病房(intensive care unit,ICU),密切观察其意识、瞳孔、生命体征和肢体活动变化,必要时应做颅内压监护并及时复查 CT。

2. 一般处理

(1)体位:如病人意识清楚,可抬高床头 15°～30°,以利于颅内静脉血回流。但对昏迷病人,宜取侧卧位或侧俯卧位,以免唾液或呕吐物误吸。

(2)保持呼吸道通畅:是脑挫裂伤处理中的一项重要措施。呼吸道梗阻可加重脑水肿,使颅内压进一步升高,导致病情恶化。因此,对昏迷病人必须及时清除呼吸道分泌物。短期不能清醒者,应早做气管切开。呼吸减弱、潮气量不足的病人,宜用呼吸机辅助呼吸。定期做呼吸道分泌物细菌培养和药敏试验,选择有效抗生素,防治呼吸道感染。

(3)营养支持:营养状态差将降低机体的免疫力和修复功能,容易发生并发症。早期可采用肠道外营养,经静脉输入 5% 或 10% 葡萄糖液、10% 或 20% 脂肪乳剂、复方氨基酸液、维生素等。一般经 3～4 日,肠蠕动恢复后,即可经鼻胃管补充营养。少数病人由于呕吐、腹泻或消化道出血,长时间处于营养不良状态,可经大静脉输入高浓度、高营养液体。个别长期昏迷者,可考虑行胃造瘘术。

(4)躁动和癫痫的处理:对躁动不安者应查明原因,如疼痛、尿潴留、颅内压增高、体位不适、缺氧、休克等,并作相应处理。应特别警惕躁动可能为脑疝发生前的表现。脑挫裂伤后癫痫发作可进一步加重脑缺氧,癫痫呈连续状态者如控制不力可危及生命,应视为紧急情况,联合应用多种抗癫痫药物控制。

(5)高热的处理:高热可使代谢率增高,加重脑缺氧和脑水肿,必须及时处理。中枢性高热,可取冬眠低温治疗。其他原因(如感染)所致的高热,应按原因不同分别处理。

(6)脑保护、促苏醒和功能恢复治疗:巴比妥类药物(戊巴比妥或硫喷妥钠)有清除自由基、降低脑代谢率的作用,可改善脑缺血缺氧,有益于重型脑损伤的治疗。神经节苷脂(GM1)、胞磷胆碱、醋谷胺、盐酸吡硫醇和能量合剂等药物及高压氧治疗,对部分病人的苏醒和功能恢复可能有帮助。

3. 防止脑水肿或脑肿胀

除原发性脑损伤特别严重者伤后立即或迅速死亡外,继发性脑水肿或脑肿胀和颅内血肿是导致脑挫裂伤病人早期死亡的主要原因。因此,控制脑水肿或脑肿胀是治疗脑挫裂伤最为重要的环节之一。

4. 手术治疗

下列情况下应考虑手术:①继发性脑水肿严重,脱水治疗无效,病情日趋恶化;

②颅内血肿清除后,颅内压无明显缓解,脑挫裂伤区继续膨出,而又除外了颅内其他部位血肿;③脑挫裂伤灶或血肿清除后,伤情一度好转,以后又恶化出现脑疝。手术方法包括脑挫裂伤灶清除、额极或颞极切除、颞肌下减压或骨瓣切除减压等。

脑挫裂伤病人的预后与下列因素相关:①脑损伤部位、程度和范围;②有无脑干或下丘脑损伤;③是否合并其他脏器损伤;④年龄;⑤诊治是否及时恰当。

三、弥漫性轴索损伤

脑弥漫性轴索损伤是头部遭受加速性旋转外力作用时,因剪应力造成的以脑内神经轴索肿胀断裂为主要特征的损伤,在重型颅脑损伤中占28%～50%,诊断、治疗困难,预后差。

(一)病理

脑弥漫性轴索损伤好发于神经轴索聚集区,如胼胝体、脑干、灰白质交界处、小脑、内囊和基底节。肉眼可见损伤区组织间裂隙和血管撕裂性出血灶,一般不伴明显脑挫裂伤和颅内血肿。显微镜下发现轴缩球(axonal retraction ball)是确认弥漫性轴索损伤的主要依据。轴缩球是轴索断裂后,近断端轴浆溢出膨大的结果,为圆形或卵圆形小体,直径5～20μm,一般在伤后12小时出现,2周内逐渐增多,持续约2个月。

根据病理所见,弥漫性轴索损伤可分为三级:Ⅰ级,显微镜下发现轴缩球,分布于轴索聚集区,以胼胝体和矢状窦旁白质区为主;Ⅱ级,除具有Ⅰ级特点外,肉眼可见胼胝体有撕裂出血灶;Ⅲ级,除具有Ⅱ级特点外,尚可见脑干上端背外侧组织撕裂出血灶。

(二)临床表现

1. 意识障碍

伤后即刻发生的长时间的严重意识障碍是弥漫性轴索损伤的典型临床表现。损伤级别越高,意识障碍越重,特别严重者数小时内即死亡,即使幸存下来,也多呈严重失能或植物状态。一般认为,弥漫性轴索损伤病人无伤后清醒期。但近年来的研究发现,轻型损伤者伤后可有清醒期,甚至能言语。

2. 瞳孔和眼球运动改变

部分病人可有单侧或双侧瞳孔散大,广泛损伤者可有双眼向损伤对侧和向下凝视。但此种改变缺乏特异性。

（三）诊断

虽然伤后即刻发生的意识障碍是弥漫性轴索损伤的典型表现,但仅据意识障碍,难以确诊,必须依靠影像学检查。然而,无论 CT 抑或 MRI,均不能直接显示受损的轴索,只能以弥漫性轴索损伤中的组织撕裂出血作为诊断的间接依据。组织撕裂出血在高分辨率 CT 上表现为胼胝体、脑干上端、内囊和底节区、白质等部位的小灶状高密度影,一般不伴周围水肿或其他损害。但无出血的组织撕裂,CT 不能显示,因此 CT 正常不能除外弥漫性轴索损伤。MRI 优于 CT。在弥漫性轴索损伤急性期,组织撕裂出血灶在 T_1 加权像中呈高信号,在 T_2 加权像中呈低信号;非出血性组织撕裂在 T_1 加权像中呈低信号,T_2 加权像中呈高信号。

目前较为公认的诊断标准为:①伤后持续昏迷(>6 小时);②CT 示脑组织撕裂出血或正常;③颅内压正常但临床状况差;④无明确脑结构异常的伤后持续植物状态;⑤创伤后期弥漫性脑萎缩;⑥尸检见特征性病理改变。关于弥漫性轴索损伤与原发性脑干损伤和脑震荡的关系,近年来有一些新的见解。不少人认为,原发性脑干损伤实际上就是最重的(Ⅲ级)弥漫性轴索损伤,而脑震荡则是最轻的一类。

（四）治疗和预后

尽管弥漫性轴索损伤的基础研究取得了不少进展,但在治疗方面仍无突破,还是采用传统的方法,包括呼吸道管理、过度换气和吸氧、低温、钙拮抗剂、激素、脱水、巴比妥类药物等。治疗过程中若病情恶化,应及时复查 CT,如发现颅内血肿或严重脑水肿,需立即手术,清除血肿或行减压术。

弥漫性轴索损伤的致死率和致残率很高。据报道,几乎所有植物生存的脑损伤病人及 1/3 的脑损伤死亡病例,都由弥漫性轴索损伤所引起。国内资料显示,弥漫性轴索损伤的死亡率高达 64%。究其原因,除因脑干受损引起中枢性功能衰竭外,还与严重持久的意识障碍所致的多系统并发症相关。

四、原发性脑干损伤

脑干损伤分为原发性与继发性两类。前者是指受伤当时直接发生的脑干损害;后者是由于颅内血肿或脑水肿引起的脑疝对脑干压迫造成的损害。这里仅介绍原发性脑干损伤。原发性脑干损伤在颅脑损伤中约占 2%,在重型颅脑损伤中占 5%~7%。可在下列情况下发生:①头部侧方着力,脑干为同侧小脑幕游离缘挫伤;前额部着力,与斜坡冲撞致伤;枕后着力,与枕骨大孔缘撞击受伤;②旋转性损伤中,脑干遭受牵拉和扭转而受伤;③在挥鞭样损伤中,延髓与颈髓交界处受伤;④双足或臀部着地引起延髓损伤。

（一）病理

脑干损伤的病理变化轻重不一。轻者仅有显微镜下可见的点状出血和局限性水肿。重者可见脑干内神经结构断裂，局灶性或大片出血、水肿和软化。

（二）临床表现

1. 意识障碍

伤后立即出现，多较严重，持续时间长。损伤严重者呈深昏迷，所有反射消失，四肢软瘫。较轻者对疼痛刺激可有反应，角膜和吞咽反射尚存在，躁动不安。

2. 瞳孔变化

较常见。表现为双瞳不等大、大小多变，或双瞳极度缩小，或双瞳散大。

3. 眼球位置和运动异常

脑干损伤累及动眼神经核、滑车神经核或展神经核，可导致斜视、复视和相应的眼球运动障碍。若眼球协同运动中枢受损，可出现双眼协同运动障碍。

4. 锥体束征和去脑强直

脑干损伤早期多表现为软瘫，反射消失，以后出现腱反射亢进和病理反射。严重者可有去脑强直，此为脑干损伤的特征性表现。强直可为阵发性，也可呈持续性，或由阵发转为持续。

5. 生命体征变化

伤后立即出现呼吸功能紊乱是脑干严重损伤的重要征象之一，表现为呼吸节律不整、抽泣样呼吸或呼吸停止。同时，循环功能亦趋于衰竭，血压下降，脉搏细弱。常伴高热。

6. 其他症状

常见的有消化道出血和顽固性呃逆。

（三）诊断

单纯的原发性脑干损伤少见，常常与脑挫裂伤或颅内血肿同时存在，症状交错，给诊断带来困难，就诊较晚者更难鉴别究竟是原发损害抑或继发损害。因此，除少数早期就诊，且伤后随即出现典型脑干症状者外，多数病人的诊断还需借助CT、MRI 和脑干听觉诱发电位（brain-stem auditory evoked potentials，BAEP）。

CT 可以发现脑干内灶状出血，表现为点片状高密度影，周围脑池狭窄或消失。

MRI 在显示脑干内小出血灶和组织撕裂方面优于 CT(见本章第四节"三、弥漫性轴索损伤"诊断部分)。由于听觉传导路在脑干中分布广泛,所以 BAEP 检查不仅能了解听觉功能,还能了解脑干功能。脑干损伤后,受损平面以上的各波显示异常或消失。

(四)治疗和预后

原发性脑干损伤的死亡率和致残率均较高,但有些病人经积极治疗,仍可获得较好恢复。治疗方法与脑挫裂伤相似。

五、下丘脑损伤

下丘脑是自主神经系统的皮质下中枢,与机体的内脏活动、代谢、内分泌、体温、意识和睡眠等关系密切。因此,当下丘脑损伤后,可出现一系列特殊的症状,严重者可致死亡。单纯下丘脑损伤极少见,多伴有其他部位的脑挫裂伤或血肿,颅底骨折和脑在颅腔内的剧烈移动是致伤的主要原因。

(一)病理

多表现为灶状出血、局部水肿、软化及神经细胞坏死,亦可出现缺血性改变。垂体柄和垂体常受累,发生出血、坏死。

(二)临床表现

1. 目垂眠、意识障碍

多为嗜睡,严重者昏迷,与下丘脑后外侧区的网状激活系统受累有关。

2. 体温调节障碍

下丘脑前区损伤可引起高热,后区损伤则可导致体温过低。

3. 尿崩症

下丘脑损伤的常见症状,尿量每日 4000ml 以上,多者达 10000ml,尿比重<1.005,系视上核或视上核-垂体束受损的结果。

4. 消化道出血

下丘脑损伤的常见症状,与大量分解性代谢激素(ACTH、胃泌素等)释放,胃酸和胃蛋白酶分泌增多及交感神经兴奋使胃肠道黏膜缺血相关。临床表现为胃肠道黏膜糜烂出血,有的引起溃疡甚至穿孔。

5. 循环呼吸紊乱

下丘脑的外侧核和后核是交感神经皮质下中枢,受刺激时产生血压升高、心率加快;损伤时则产生相反的症状。下丘脑后区有呼吸管理中枢,一旦损伤,可引起呼吸减慢或停止。

6.糖代谢紊乱

下丘脑的室旁核受损可引起血糖升高。

（三）诊断

下丘脑损伤的诊断主要依靠临床表现,CT 和 MRI 检查可能发现该区域异常密度(信号)影。

（四）治疗

治疗原则与脑挫裂伤相仿,但对下丘脑损伤后出现的特殊表现,可做如下处理。

1.尿崩症

垂体后叶素 5~10U,皮下注射或肌内注射,1~3 次/日。待尿量控制后,以氢氯噻嗪替代,25~50mg,2~3 次/日,或用垂体后叶粉维持。也可用去氨加压素(minirin),0.1~0.2mg,口服,3 次/日。

2.消化道出血

以预防为主,及早给予西咪替丁 0.2~0.4g,2~3 次/日,肌注或静脉滴注;或奥美拉唑 20~40mg,1 次/日,鼻饲,以抑制胃酸对胃黏膜的损害。禁用皮质激素。一旦发生出血,积极治疗。

第五节　颅内血肿

颅内血肿是颅脑损伤中最常见、最严重的继发病变,发生率约占闭合性颅脑损伤的和重型颅脑损伤的 40%~50%。如不能及时诊断处理,多因进行性颅内压增高,形成脑疝而危及生命。颅内血肿按症状出现时间分为急性血肿(3 日内)、亚急性血肿(4~21 日)和慢性血肿(22 日以上)。

按部位则分为硬脑膜外血肿、硬脑膜下血肿和脑内血肿。

一、硬脑膜外血肿

硬脑膜外血肿(epidural hematoma)约占外伤性颅内血肿的 30%,大多属于急性型。可发生于任何年龄,但小儿少见。

（一）发生机制

硬脑膜外血肿的主要来源是脑膜中动脉。该动脉经颅中窝底的棘孔入颅后，沿脑膜中动脉沟走行，在近翼点处分为前后两支，主干及分支均可因骨折而撕破，于硬脑膜外形成血肿。除此之外，颅内静脉窦（上矢状窦、横窦）、脑膜中静脉、板障静脉或导血管损伤也可造成硬脑膜外血肿。少数病人并无骨折，其血肿可能与外力造成硬脑膜与颅骨分离，硬膜表面的小血管被撕裂有关。

硬脑膜外血肿最多见于颞部、额顶部和颞顶部。因脑膜中动脉主干撕裂所致的血肿，多在颞部，可向额部或顶部扩展；前支出血，血肿多在额顶部；后支出血，血肿多在颞顶部。由上矢状窦破裂形成的血肿在其一侧或两侧。横窦出血形成的血肿多在颅后窝或骑跨于颅后窝和枕部。

（二）临床表现

1. 意识障碍

进行性意识障碍为颅内血肿的主要症状，其变化过程与原发性脑损伤的轻重和血肿形成的速度密切相关。临床上常见三种情况：①原发性脑损伤轻，伤后无原发昏迷，待血肿形成后始出现意识障碍（清醒→昏迷）；②原发性脑损伤略重，伤后一度昏迷，随后完全清醒或好转，但不久又陷入昏迷（昏迷→中间清醒或好转→昏迷）；③原发性脑损伤较重，伤后昏迷进行性加重或持续昏迷。因为硬膜外血肿病人的原发性脑损伤一般较轻，所以大多表现为①、②两种情况。

2. 颅内压增高

病人在昏迷前或中间清醒（好转）期常有头痛、恶心、呕吐等颅内压增高症状，伴有血压升高、呼吸和脉搏缓慢等生命体征改变。

3. 瞳孔改变

颅内血肿所致的颅内压增高达到一定程度，便可形成脑疝。幕上血肿大多先形成小脑幕切迹疝，除意识障碍外，出现瞳孔改变：早期因动眼神经受到刺激，患侧瞳孔缩小，但时间短暂，往往不被察觉；随即由于动眼神经受压，患侧瞳孔散大；若脑疝继续发展，脑干严重受压，中脑动眼神经核受损，则双侧瞳孔散大。与幕上血肿相比，幕下血肿较少出现瞳孔改变，而容易出现呼吸紊乱甚至骤停。

4. 神经系统体征

伤后立即出现的局灶症状和体征，系原发性脑损伤的表现。单纯硬膜外血肿，除非压迫脑功能区，早期较少出现体征。但当血肿增大引起小脑幕切迹疝时，则可出现对侧锥体束征。脑疝发展,脑干受压严重时导致去脑强直。

(三)诊断

根据头部受伤史,伤后当时清醒,以后昏迷,或出现有中间清醒(好转)期的意识障碍过程,结合 X 线平片显示骨折线经过脑膜中动脉或静脉窦沟,一般可以早期诊断。

CT 扫描不仅可以直接显示硬膜外血肿,表现为颅骨内板与硬脑膜之间的双凸镜形或弓形高密度影,还可了解脑室受压和中线结构移位的程度及并存的脑挫裂伤、脑水肿等情况,应及早应用于疑有颅内血肿病人的检查。

(四)治疗和预后

1. 手术治疗

急性硬脑膜外血肿原则上一经确诊即应手术,可根据 CT 扫描所见采用骨瓣或骨窗开颅,清除血肿,妥善止血。血肿清除后,如硬脑膜张力高或疑有硬膜下血肿时,应切开硬膜探查。对少数病情危急,来不及做 CT 扫描等检查者,应直接手术钻孔探查,再扩大成骨窗清除血肿。钻孔顺序可根据损伤方式和机制、瞳孔散大侧别、头部着力点、颅骨骨折部位等来确定。一般先在瞳孔散大侧颞部骨折线处钻孔,可发现 60%~70% 的硬膜外血肿。

2. 非手术治疗

凡伤后无明显意识障碍,病情稳定,CT 扫描所示血肿量<30ml,中线结构移位<1.0cm 者,可在密切观察病情的前提下,采用非手术治疗。硬脑膜外血肿在颅内血肿中疗效最好,目前死亡率已降至 10% 左右。导致死亡的主要原因有:①诊治延误,脑疝已久,脑干发生不可逆损害;②血肿清除不彻底或止血不善,术后再度形成血肿;③遗漏其他部位血肿;④并发严重脑损伤或其他合并伤。

二、硬脑膜下血肿

硬脑膜下血肿(subdural hematoma)约占外伤性颅内血肿的 40%,多属于急性或亚急性。慢性硬脑膜下血肿有其特殊性,在此一并介绍。

(一)发生机制

急性和亚急性硬脑膜下血肿的出血来源主要是脑皮质血管,大多由对冲性脑挫裂伤所致,好发于额极、颞极及其底面,可视为脑挫裂伤的一种并发症,称为复合型硬脑膜下血肿。另一种较少见的血肿是由于大脑表面回流到静脉窦的桥静脉或静脉窦本身撕裂所致,范围较广,可不伴有脑挫裂伤,称为单纯性硬脑膜下血肿。

慢性硬脑膜下血肿的出血来源和发病机制尚不完全清楚。好发于老年人,多有轻微头部外伤史。部分病人无外伤,可能与营养不良、维生素 C 缺乏、硬脑膜出血性或血管性疾病等相关。此类血肿常有厚薄不一的包膜。

(二)临床表现

急性和亚急性硬膜下血肿主要表现为:

1. 意识障碍

伴有脑挫裂伤的急性复合型血肿病人多表现为持续昏迷或昏迷进行性加重,亚急性或单纯型血肿则多有中间清醒期。

2. 颅内压增高

血肿及脑挫裂伤继发的脑水肿均可造成颅内压增高,导致头痛、恶心、呕吐及生命体征改变。

3. 瞳孔改变

复合型血肿病情进展迅速,容易引起脑疝而出现瞳孔改变,单纯型或亚急性血肿瞳孔变化出现较晚。

4. 神经系统体征

伤后立即出现的偏瘫等征象,因脑挫裂伤所致。逐渐出现的体征,则是血肿压迫功能区或脑疝的表现。

慢性硬脑膜下血肿进展缓慢,病程较长,可为数月甚至数年。临床表现差异很大,大致可归纳为三种类型:①以颅内压增高症状为主,缺乏定位症状;②以病灶症状为主,如偏瘫、失语、局限性癫痫等;③以智力和精神症状为主,表现为头昏、耳鸣、记忆力减退、精神迟钝或失常。第①、②种类型易与颅内肿瘤混淆,第③种类型易误诊为神经功能症或精神病。

(三)诊断

根据有较重的头部外伤史,伤后即有意识障碍并逐渐加重,或出现中间清醒期,伴有颅内压增高症状,多表明有急性或亚急性硬膜下血肿。CT 扫描可以确诊,急性或亚急性硬膜下血肿表现为脑表面新月形高密度、混杂密度或等密度影(图20-5),多伴有脑挫裂伤和脑受压。

慢性硬脑膜下血肿容易误诊、漏诊,应引起注意。凡老年人出现慢性颅内压增高症状、智力和精神异常,或病灶症状,特别是曾经有过轻度头部受伤史者,应想到慢性硬脑膜下血肿的可能,及时施行 CT 或 MRI 检查,当可确诊。CT 显示脑表面新月形或半月形低密度或等密度影,MRI 则为短 T_1、长 T_2 信号影。

（四）治疗和预后

急性和亚急性硬脑膜下血肿的治疗原则与硬脑膜外血肿相仿。需要强调的是,硬脑膜外血肿多见于着力部位,而硬脑膜下血肿既可见于着力部位,也可见于对冲部位。所以,如果因病情危急或条件所限,术前未做 CT 确定血肿部位而只能施行探查时,着力部位和对冲部位均应钻孔,尤其是额极、颞极及其底部,是硬膜下血肿最常见的部位。此外,此类血肿大多伴有脑挫裂伤,术后应加强相应的处理。

慢性硬脑膜下血肿病人凡有明显症状者,即应手术治疗。首选钻孔置管引流术:血肿较小者顶结节处钻一孔即可,较大者在额部再钻一孔,切开硬脑膜和血肿的壁层包膜,经骨孔置入导管于血肿腔内,用生理盐水反复冲洗直至流出液清亮为止。保留顶结节钻孔处的导管,引流 2~3 天,多可治愈。

急性和亚急性硬脑膜下血肿病人的预后差于硬脑膜外血肿,因为前者大多伴有较严重的脑损伤。慢性硬脑膜下血肿病人虽较年长,但经引流后多可获得满意效果。

三、脑内血肿

脑内血肿(intracerebralhematoma)比较少见,在闭合性颅脑损伤中,发生率为 0.5% ~ 1.0%。常与枕部着力时的额、颞对冲性脑挫裂伤同时存在,少数位于着力部位。

（一）发生机制

脑内血肿有两种类型:浅部血肿多由于挫裂的脑皮质血管破裂所致,常与硬膜下血肿同时存在,多位于额极、颞极及其底面;深部血肿系脑深部血管破裂所引起,脑表面无明显挫裂伤,很少见。

（二）临床表现与诊断

脑内血肿与伴有脑挫裂伤的复合性硬脑膜下血肿的症状很相似,而且事实上两者常同时存在。及时施行 CT 扫描可证实脑内血肿的存在,表现为脑挫裂伤区附近或脑深部白质内类圆形或不规则高密度影。

（三）治疗和预后

脑内血肿的治疗与硬脑膜下血肿相同,多采用骨瓣或骨窗开颅,在清除硬脑膜下血肿和明显挫碎糜烂的脑组织后,大多数脑内血肿即已显露,将之一并清除。对少数脑深部血肿,如颅内压增高显著,病情进行性加重,也应考虑手术,根据具体情况选用开颅血肿清除或钻孔引流术。

脑内血肿病人的预后较差,病情发展较急者死亡率高达50%左右。

第三章　颈部疾病

第一节　甲状腺疾病

甲状腺分左、右两叶,位于甲状软骨下方、气管两旁,中间以峡部相连,峡部有时向上伸出一锥体叶,可与舌骨相连。甲状腺由两层被膜包裹:内层被膜称甲状腺固有被膜,很薄,紧贴腺体;外层被膜是甲状腺假被膜,又称甲状腺外科被膜,包绕并固定甲状腺于气管和环状软骨上。两层被膜间有疏松结缔组织,手术时分离甲状腺应在此两层被膜之间进行。甲状腺两叶的背面,在两层被膜间的间隙内,一般附有4个甲状旁腺。成人甲状腺约重30g,正常情况下,颈部检查时既不能清楚地看到,也不易摸到。由于甲状腺借外层被膜固定于气管和环状软骨上,还借左、右两叶上极内侧的悬韧带悬吊于环状软骨上,因此,在吞咽动作时,甲状腺亦随之而上、下移动。

甲状腺的血液供应十分丰富,主要由两侧的甲状腺上动脉(颈外动脉的分支)和甲状腺下动脉(锁骨下动脉的分支)供应。甲状腺上、下动脉的分支之间,甲状腺上、下动脉分支与咽喉部、气管、食管的动脉分支之间,都有广泛的吻合支相互沟通。甲状腺有3根主要静脉,即甲状腺上、中、下静脉;甲状腺上、中静脉血液流入颈内静脉,甲状腺下静脉血液直接流入无名静脉。甲状腺的淋巴液汇合流入沿颈内静脉排列的颈深淋巴结。

喉返神经来自迷走神经,支配声带运动。其下降后形成一个回返的线路,在右侧环绕右锁骨下动脉,左侧环绕主动脉弓,上行于甲状腺背面,气管食管沟之间。在甲状腺下极,喉返神经与甲状腺下动脉的分支交叉(图3-1)。在甲状腺上极,喉返神经在甲状软骨下角的前下方入喉,两者之间这一段即所谓喉返神经的"危险区",手术时最易损伤该段神经。

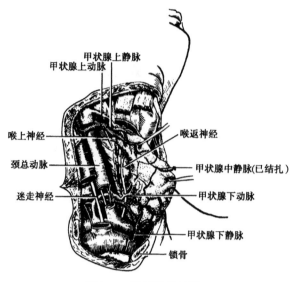

图 3-1　甲状腺解剖图

　　喉上神经来自靠近颅底的迷走神经段,向下降至颈动脉内侧,在甲状腺上极上方约 2~3cm 处(约舌骨水平),喉上神经分为内支和外支。内支是感觉支,支配声门上方咽部的感觉;外支在咽下缩肌侧面与甲状腺上血管伴行至甲状腺上极,支配环甲肌,使声带紧张(图 3-2)。

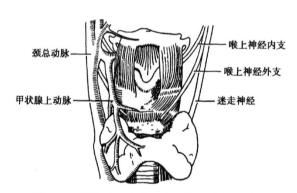

图 3-2　甲状腺上动脉和喉上神经的解剖关系

　　颈部淋巴结可分为七群:Ⅰ 颏下、下颌下淋巴结,下以二腹肌前腹为界,上以下颌骨为界;Ⅱ颈内静脉上群淋巴结,上以二腹肌后腹为界,下以舌骨为界;Ⅲ颈内静脉中群淋巴结,上以舌骨为界,下以环甲膜为界;Ⅳ颈内静脉下群淋巴结,上以环甲膜为界,下以锁骨为界;Ⅴ颈后三角淋巴结,后侧以斜方肌前缘为界,前侧以胸锁乳突肌后缘为界;Ⅵ上自舌骨、下至胸骨上间隙,颈动脉鞘内缘至气管旁、气管前淋巴结；Ⅶ胸骨上凹以下至上纵隔淋巴结(图3-3)。

甲状腺有合成、贮存和分泌甲状腺素的功能，其结构单位为滤泡。甲状腺素是一类含碘酪氨酸的有机结合碘，有四碘酪氨酸(T_4)和三碘酪氨酸(T_3)两种。合成完毕后便与甲状腺球蛋白结合，贮存在甲状腺滤泡中。释放入血的甲状腺素与血清蛋白结合，其中90%为T_4，10%为T_3。甲状腺素的主要作用是：①加快全身细胞利用氧的效能，加速蛋白质、碳水化合物和脂肪的分解，全面增高人体的代谢，增加热量的产生；②促进人体的生长发育，主要在出生后影响脑与长骨。

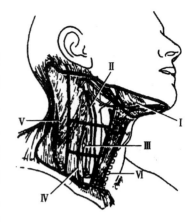

图3-3　颈部淋巴结位置

甲状腺的功能活动，与人体各器官、各系统的活动及外部环境相互联系、相互影响，并受大脑皮层-下丘脑-腺垂体系统的控制和调节。腺垂体分泌的促甲状腺素(TSH)，有加速甲状腺素分泌和促进甲状腺素合成的作用。当人体内在活动或外部环境发生变化，甲状腺素的需要量激增时(如寒冷、妊娠期妇女、生长发育期的青少年)，或甲状腺素的合成发生障碍时(如给予抗甲状腺药物)，血中甲状腺素浓度下降，即可刺激腺垂体，引起TSH的分泌增加(反馈作用)，而使甲状腺合成和分泌甲状腺素的速度加快；当血中甲状腺素浓度增加至一定程度后，它又可反过来抑制TSH的分泌(负反馈作用)，使合成和分泌甲状腺素的速度减慢。通过这种反馈与负反馈作用，维持人体内在活动的动态平衡。

一、单纯性甲状腺肿

(一)病因

碘的缺乏是引起单纯性甲状腺肿(simple goiter)的主要因素。高原、山区土壤中的碘盐被冲洗流失，以致饮水和食物中含碘量不足，因此，我国多山各省(如云贵高原)的居民患此病的较多，故又称"地方性甲状腺肿"(endemic goiter)。由于身体摄取的碘减少，血中甲状腺素浓度因之降低，通过神经-体液调节途径，使腺垂体分泌大量TSH，促使甲状腺肿大。初期，扩张的滤泡较为均匀地散布在腺体各部，形成弥漫性甲状腺肿。若未经及时治疗，病变继续发展，扩张的滤泡集成数个大小不等的结节，逐渐形成结节性甲状腺肿(nodular goiter)。有些结节因血液供应不良，可发生退行性变而引起囊肿形成、纤维化或钙化等改变。

青春发育期，妊娠期或绝经期妇女，有时也可发生轻度的弥漫性甲状腺肿大，这是由于人体对甲状腺素的需要量暂时性增高所致,是一种生理现象。这种甲状腺肿大常在成年或妊娠结束后自行缩小。

此外,由于甲状腺素合成和分泌过程中某一环节的障碍,例如久食含有硫脲的萝卜、白菜等,可阻止甲状腺素的合成,或先天缺乏合成甲状腺素的酶,因而引起血中甲状腺素减少,促使甲状腺肿大。

综合上述,单纯性甲状腺肿的病因可分为 3 类:①甲状腺素原料(碘)缺乏;②甲状腺素需要量增高;③甲状腺素合成和分泌障碍。

(二)临床表现

一般无全身症状,基础代谢率正常。甲状腺可有不同程度肿大,能随吞咽上下移动。早期,两侧呈对称的弥漫性肿大,腺体表面平滑,质地柔软,可随吞咽上下移动。随后,在肿大腺体的一侧,也可在两侧触及多个(或单个)结节;一般常存在多年,增长很慢。囊肿样变的结节可并发囊内出血,结节可在短期内较快增大。

较大的单纯性甲状腺肿可压迫邻近器官而产生相应症状。常见的为气管受压、移向对侧,或使之弯曲、狭窄而影响呼吸。开始只在剧烈活动时感觉气促,逐渐发展而进一步加重,甚至在休息睡觉时,也有呼吸困难。气管受压过久,可使气管软骨变性而软化。少数病人由于喉返神经或食管受压而引起声音嘶哑或吞咽困难。

病程久的巨大甲状腺肿,可如小儿头样大小,下垂于颈下胸骨前方。甲状腺肿向胸骨后生长延伸,即形成胸骨后甲状腺肿,容易压迫气管和食管;有时还能压迫颈深部大静脉,引起头颈部静脉血液回流障碍,可出现面部青紫、肿胀及颈胸部表浅静脉扩张。

结节性甲状腺肿,可继发甲状腺功能亢进. 也可发生恶变。

(三)预防

全国各地已普遍进行了单纯性甲状腺肿的普查和防治工作,发病率大大降低。在甲状腺肿大多发地区,集体预防极为重要,一般多用碘化食盐。

(四)治疗原则

1.青春发育期或妊娠期的生理性甲状腺肿,可不给予药物治疗。应多食含碘丰富的食物,如海带、紫菜等。

2.对于 20 岁以前年轻人的弥漫性单纯性甲状腺肿,手术治疗不但妨碍了此时期甲状腺的功能,复发率也很高。左甲状腺素片 $50\mu g/d$,$3\sim6$ 个月为 1 个疗程,对抑制腺垂体 TSH 的分泌,缓解甲状腺的增生和肿大,有较好疗效。

3.有以下情况时,应及时行手术治疗:①压迫气管、食管或喉返神经而引起临床症状者;

②胸骨后甲状腺肿;③巨大甲状腺肿影响生活和工作者;④结节性甲状腺肿继发有功能亢进者;⑤结节性甲状腺肿疑有恶变者,包括单发结节、质硬、近期增长迅速、TSH抑制治疗过程中仍生长的结节。

4.手术方式

(1)弥漫性甲状腺肿一般采用甲状腺次全切除术。

(2)单发结节<3cm,可行腺叶部分切除,切除范围包括结节周围1cm的正常甲状腺组织,结节直径>3cm,应行腺叶切除术。

(3)散在多结节甲状腺肿大,行双侧腺叶次全切除术,甲状腺叶近全切除术或甲状腺全切除术。

二、甲状腺功能亢进的外科治疗

甲状腺功能亢进(hyperthyroidism)(简称甲亢),分为原发性甲状腺功能亢进(primary hyperthyroidism)、继发性甲状腺功能亢进(secondary hyperthyroidism)和高功能腺瘤(hyperfunctioning thyroid adenoma)三类。

原发性甲亢最常见,约占85%~90%。表现为甲状腺弥漫性、两侧对称性肿大,常伴有眼球突出,故又称"突眼性甲状腺肿"。发病年龄多在20~40岁,女性多见,男女之比为1:4左右。继发性甲亢较少见,指在结节性甲状腺肿基础上发生的甲亢,病人年龄多在40岁以上,腺体呈结节状肿大,两侧多不对称;无突眼,容易发生心肌损害。高功能腺瘤较少见,腺体内出现单个或多个自主性高功能结节,无突眼,结节周围的甲状腺组织呈萎缩性改变。

(一)病因

原发性甲亢的病因尚未完全明确。目前多数认为,原发性甲亢是一种自身免疫性疾病。

至于继发性甲亢和高功能腺瘤的病因,也未完全明了,可能与结节本身自主的分泌紊乱有关。

(二)临床表现

原发性甲亢病人的甲状腺呈弥漫性肿大,病人性情急躁、容易激动、失眠、双手颤动、怕热、多汗、食欲亢进但反而消瘦、心悸、脉快有力(脉率常在100次/分以上,休息及睡眠时仍快)、脉压增大、内分泌功能紊乱。其中脉率增快及脉压增大尤为重要,常可作为判断病情程度和治疗效果的重要标志。

(三)诊断

主要依靠临床表现,还需结合一些辅助检查,主要有:

1. 基础代谢率测定

可根据脉压和脉率计算。一般在清晨病人完全安静、空腹时测量血压、脉率。常用计算公式为:基础代谢率=(脉率+脉压)-111。基础代谢率正常为±10%,+20%~+30%为轻度甲亢,+30%~+60%为中度,+60%以上为重度。

2. 甲状腺摄[131]碘率测定

正常甲状腺 24 小时内摄取人体总[131]碘量的 30%~40%。若在 2 小时内超过总量的 25%,或在 24 小时内超过总量的 50%,且吸[131]碘高峰提前出现,都表示有甲亢。

3. 血清 T_3 和 T_4 测定

甲亢时,血清 T_3 可高于正常 4 倍左右,而 T_4 仅为正常的 2.5 倍,因此 T_3 更为敏感。另外,测定游离 T_3、T_4 更能反映甲状腺的功能状态。

(四)外科治疗

手术、抗甲状腺药物及放射性[131]碘是治疗甲亢的主要方法。手术是治疗甲亢的有效疗法,长期治愈率达 95% 以上,手术死亡率低于 1%。由于[131]I 治疗病例增加,手术治疗病例在减少。

1. 手术指征

①继发性甲亢或高功能腺瘤;②中度以上的原发性甲亢;③腺体较大的甲亢,伴有压迫症状或胸骨后甲状腺肿;④抗甲状腺药物或[131]碘治疗后复发者;⑤妊娠早、中期的甲亢病人具有上述指征者,应考虑手术治疗,并可以不终止妊娠。

青少年甲亢或症状较轻者,老年病人或有严重器质性疾病不能耐受手术者为手术禁忌证。

2. 术前准备

是保证手术顺利进行及减少术后并发症的关键。

(1)一般准备:对精神过度紧张或失眠者可适当应用镇静剂或安眠药,消除病人的恐惧心理。心率过快者,可口服普萘洛尔(心得安)10mg,3 次/日。发生心力衰竭者,应予以洋地黄制剂。

(2)术前检查:除常规检查外,还应包括:①颈部摄片,了解有无气管受压或移位;②心电图检查;③喉镜检查,确定声带功能;④测定基础代谢率。

(3)药物准备:是术前准备的重要环节。

①硫氧嘧啶类药物加碘剂:先用硫氧嘧啶类药物,一般用药2~4个月,待甲亢症状控制后停用,再用碘剂2周左右后手术。此法安全可靠,缺点是准备时间较长,硫氧嘧啶类药物能使甲状腺肿大和动脉性充血。因此必须加用碘剂2周,待甲状腺缩小变硬,动脉性充血减轻后手术。

碘剂准备:采用卢戈溶液,3次/日,从3滴/次开始,逐日每次增加1滴,至16滴/次为止,以后维持该剂量,共2周左右为宜。由于碘剂主要是抑制蛋白水解酶的作用,阻抑甲状腺激素释放,而不能持续阻止甲状腺激素合成,应用3周以后将进入不应期,故必须严格掌握手术时机,服碘前完成各项检查,确定病人不存在手术禁忌证,对女性病人应注意手术时间避开月经期。

②单用碘剂:用药2~3周甲亢症状控制后才可进行手术。适用于症状不重,以及继发性甲亢和高功能腺瘤病人。

③普萘洛尔:是肾上腺素能受体阻滞剂,能控制甲亢症状,且用药后不引起腺体充血,有利于手术操作,缩短术前准备时间,但病人体内甲状腺素并不降低。一般认为可用于甲亢症状不严重、腺体体积不太大、不存在心律失常的病人,以及以上述方法处理后心率减慢不显著者,或硫氧嘧啶类药物应用后副作用大者。剂量从60mg/d开始,6小时一次。剂量逐日增加,随心率而调节,一般至160mg/d,服药4~7日后待心率降至正常,才可以施行手术。由于普萘洛尔在体内半衰期不到8小时,故于术前1~2小时必须再口服1次。术后继续服用4~7天。术前不用阿托品,以防心动过速。哮喘病人及心动过缓者禁用。

3.手术及手术后注意事项

(1)麻醉:通常采用气管插管全身麻醉。尤其对腺体较大,并有气管受压、移位、胸骨后甲状腺肿或气管软化,以及精神紧张者。

(2)手术:操作应轻柔、细致,按解剖层次进行,严密止血,避免损伤喉返、喉上神经,保护甲状旁腺。目前主张采用全切除术或近全切除术(即保留一侧甲状腺上极约2g甲状腺组织),由有经验的医师操作,其并发症发生率与甲状腺次全切除术并无差异。术野常规放置引流管24~48小时。

4.术后观察和护理

密切注意病人呼吸、体温、脉搏和血压的变化。如脉率过快、体温升高应充分注意,可肌内注射苯巴比妥钠或冬眠剂Ⅱ号。病人采取半卧位,以利呼吸和引流创口内积血。帮助病人及时排痰,保持呼吸道通畅。术后要继续服碘剂,由3次/

天,16 滴/次开始,逐日每次减少 1 滴,7~10 天后停用。

(五)手术的主要并发症

1. 术后呼吸困难和窒息

是术后最危急的并发症,多发生在术后 48 小时内。如不及时发现、适当处理,则可发生窒息而危及生命。常见原因为:①出血及血肿压迫。②喉头水肿,主要是手术创伤所致,也可因气管插管引起。术前服用抗甲状腺药物过度,合并有甲状腺功能减退者容易发生。③气管塌陷,由于甲状腺肿长期压迫气管,可致气管软骨环软化。④双侧喉返神经损伤,很少发生。双侧喉返神经后支损伤后,声带处于内收位使声门关闭。

(1)临床表现:按呼吸困难的程度可分为轻度、中度及重度 3 种。轻度呼吸困难有时临床上不易发现,中度呼吸困难时病人往往坐立不安,重度呼吸困难时可有端坐呼吸,胸骨上、锁骨上及肋下间隙凹陷,即三凹征,甚至有窒息感和口唇、指端青紫。各种原因引起的呼吸困难,其症状产生的时间及发展的速度有所不同。双侧喉返神经损伤及气管软化症状出现快,进展也快。血肿压迫及喉头水肿是引起呼吸困难的常见原因,多数发生在手术后 24 小时左右,发展也较和缓,但对这种情况更应警惕。

(2)处理:手术后近期出现的呼吸困难,宜先试行气管插管,插管失败后再作气管切开。因双侧喉返神经损伤,有时可能仅是暂时性声带麻痹,几周后功能可能恢复。气管软化时再插管易于成功,几天后周围组织可支撑气管,一般可在术后 1~2 周试行拔管;若第二次拔管后又发生呼吸困难,则可置入鼻气管导管,可保留数周。气管软化一般很少需要做气管切开。

血肿压迫所致的呼吸困难,若出现颈部疼痛、肿胀,甚至颈部皮肤出现瘀斑者,应立即返回手术室,在无菌条件下拆开创口。如病人呼吸困难严重,已不允许搬动,则应在床边拆开切口及颈前肌,清除血肿,严密止血,在不能确切保证呼吸道通畅的情况下,做气管切开比较安全。

喉头水肿的轻症病例无须治疗,中等度的病例应嘱其不说话,可采用皮质激素作雾化吸入,静脉滴注氢化可的松 300mg/d;对严重病例应紧急作气管切开。

2. 喉返神经损伤

多数系手术直接损伤,如神经被切断、扎住、挤压及牵拉等。少数为术后血肿压迫或瘢痕组织牵拉所致。

(1)临床表现:可分暂时性和持久性损伤两种,前者为术中误夹或过分牵拉喉返神经所致;后者为神经切断或缝扎所致。约 2/3 以上的病人是暂时性损伤,可在手术后几周内恢复功能。一侧喉返神经损伤引起的声音嘶哑,可由健侧声带过度地内收而代偿,喉镜检查虽仍可见患侧声带外展,但无明显的声音嘶哑。双侧喉返神经损伤会导致声带麻痹,引起失声或严重的呼吸困难。

(2)预防:结扎甲状腺上、下动静脉时,应尽量靠近腺体,避免集束结扎。多数认为应暴露喉返神经,并予以保护。术者必须熟悉喉返神经的解剖及其变异,尤其是喉返神经的危险区,包括喉返神经入咽喉处、喉返神经与甲状腺上下动脉交叉处及甲状腺下极区域,在危险区内对尚未辨明的条索状组织,切忌将其切断。另外,有条件的单位可使用神经监测仪。

3. 喉上神经损伤

多数系分离切断甲状腺上动、静脉时未贴近甲状腺,或集束结扎甲状腺上动、静脉所致。

(1)临床表现:喉上神经内支损伤,可使咽喉黏膜的感觉丧失,易引起误咽,尤其是喝水时呛咳。喉上神经外支损伤,可引起环甲肌瘫痪,使声带松弛,病人发音产生变化,常感到发音弱、音调低、无力、缺乏共振,最大音量降低。

(2)预防:在甲状腺侧方分离后,将甲状腺向内侧牵引,先分离甲状腺悬韧带,甲状腺上动、静脉有分支时,分别结扎各分支,可避免损伤喉上神经。

4. 甲状旁腺功能减退(hypoparathyroidism)

手术时甲状旁腺被误切、挫伤或血液供应受损,均可引起甲状旁腺功能减退。该并发症并不少见,但因只要有一枚功能良好的甲状旁腺保留下来,就可维持甲状旁腺的正常功能,故临床上出现严重手足抽搐者并不多见。其发生率与甲状腺手术范围及以往手术次数直接相关。甲状腺全切除术后往往有短暂的甲状旁腺功能减退。

(1)临床表现:多数病人不出现典型的临床表现,而在测定血清钙时发现低血钙。症状通常发生在术后 1~7 天,多数在术后 48 小时内出现症状。主要症状是神经应激性增高,可有焦虑、肢端或口周麻木,Chvostek 及 Trousseau 征阳性。严重时可有腕、足痉挛,甚至发生咽喉及膈肌痉挛,引起窒息。

(2)治疗:严重低血钙、手足抽搐时,应静脉注射钙剂,采用 10% 葡萄糖酸钙 10ml 于 4~5 分钟内注入。可重复使用。若病人能进食,可同时口服及静脉注射钙剂,并同时服维生素 D_2 或 D_3,5 万~10 万 U/d,并定期监测血清钙浓度,以调节钙剂的用量。

(3)预防:关键在于手术时必须保留甲状腺背面部分,并仔细检查离体的手术标本。若发现切除的标本中有甲状旁腺,可取下洗净,将其切成 1mm×1mm 左右的小块,移植于胸锁乳突肌内。

5.甲状腺危象(thyroidcrisis)

是甲亢手术后危及生命的并发症之一。在采用术前碘剂准备后,该并发症的发生率显著下降。发病原因尚不明了,但危象发生多数与术前准备不充分、甲亢症状未能很好控制及手术应激有关。

(1)临床表现:往往在手术后短期内发生,多数发生于手术后 12~36 小时。主要表现为发热和心率增快,症状往往发展很快,体温可迅速升至 39℃,脉率增至 120~140 次/分以上。可出现烦躁不安、谵妄,甚至昏迷,也可表现为神志淡漠、嗜睡,还可有呕吐及水泻,以及全身红斑及低血压。

(2)治疗:重点是降低血液循环中甲状腺素的浓度,控制心肺功能失调,预防和治疗并发病。包括:

1)一般治疗:包括应用镇静剂,物理或药物降温,预防性应用抗生素,充分供氧及补充能量,维持水、电解质及酸碱平衡。

2)应用抗甲状腺药物:阻断甲状腺激素的合成,一般首选丙硫氧嘧啶,200~300 毫克/次,口服 1 次/6 小时,神志不清者可经鼻饲管中注入。

3)应用碘剂:口服卢戈溶液,首次 60 滴,以后 30~40 滴/4~6 小时服。病情重者可用卢戈液 2ml 或碘化钠 1g,加入 10% 葡萄糖液 500ml 中滴注。一般应予抗甲状腺药物使用后 1 小时应用为宜,病情危急时,两者可同时应用。

4)降低周围组织对甲状腺素的反应:应用肾上腺素能 β 受体阻滞剂,可口服普萘洛尔,20~80 毫克/次,每 4~6 小时一次。危急病例可用普萘洛尔 5mg 溶于葡萄糖中静脉滴注,总剂量限于 4~8mg/6 小时,但应监控血压及心电图。还可用利血平 1~2mg 肌内注射,或胍乙啶 10~20mg 口服。

5)肾上腺皮质激素的应用:一般用氢化可的松 300mg 于 24 小时内静脉滴注。

(3)预防:关键在于甲亢手术前应有充分、完善的准备,使血清甲状腺素水平及基础代谢率达到或接近正常,脉率降低至 90~100 次/分,甲亢的其他症状有明显改善。

三、甲状腺炎

(一)亚急性甲状腺炎

又称 DeQuervain 甲状腺炎或巨细胞性甲状腺炎。常继发于上呼吸道感染。可能是由于病毒感染,破坏了部分甲状腺滤泡,释出的胶体引起甲状腺组织内的异物样反应;在组织切片上可见到白细胞、淋巴细胞及异物巨细胞浸润,并在病变滤泡周围出现巨细胞性肉芽肿是其特征。

(1)临床表现:见于30~40岁女性。表现为甲状腺肿胀、质地较硬、有压痛;疼痛常波及至患侧耳、颞枕部。病人体温多升高,血沉增快。病程约为3个月,痊愈后甲状腺功能多不减退。

(2)诊断:病人在1~2周前有上呼吸道感染史。基础代谢率略增高,但甲状腺摄取[131]碘量显著降低,这种分离现象对诊断有参考价值。试用泼尼松治疗,甲状腺肿胀很快消退,疼痛缓解。

(3)治疗:口服泼尼松,4次/日,5毫克/次,2周后减量,全程1~2个月;同时加用甲状腺干制剂,效果较好。停药后如果复发,则予放射治疗,效果较持久。应用抗生素治疗无效。

(二)慢性淋巴细胞性甲状腺炎

又称桥本(Hashimoto)甲状腺肿,是一种自体免疫性疾病,也是甲状腺肿合并甲状腺功能减退最常见的原因。组织学上,腺组织被大量淋巴细胞所浸润,并形成淋巴滤泡。病人常为年龄较大的妇女。

(1)临床表现:甲状腺弥漫性增大、对称、表面平滑、质地较硬。甲状腺功能多减退。

(2)诊断:基础代谢率降低,甲状腺摄取[131]碘量减少,有参考价值。必要时,可用左甲状腺素片进行治疗性试验,或行穿刺细胞学检查。

(3)治疗:一般不宜手术切除。长期服用左甲状腺素片,50~100μg/d,常有疗效。

四、甲状腺腺瘤

甲状腺腺瘤(thyroid adenoma)是最常见的甲状腺良性肿瘤。病理上可分为滤泡状和乳头状囊性腺瘤两种,前者较常见。乳头状囊性腺瘤少见,常不易与乳头状腺癌区别。腺瘤周围有完整的包膜。

(一)临床表现

多见于40岁以下妇女。腺瘤多为单发,呈圆形或椭圆形,局限在一侧腺体内。质地较周围甲状腺组织稍硬,表面光滑,无压痛,能随吞咽上下移动。腺瘤生长缓慢,大部分病人无任何症状。腺瘤发生囊内出血时,肿瘤体积可在短期内迅速增大,局部出现胀痛。

（二）治疗

甲状腺腺瘤有引起甲亢（发生率约为 20%）和恶变（发生率约为 10%）的可能，原则上应早期切除。一般应行患侧甲状腺大部切除（包括腺瘤在内）；如腺瘤小，可行单纯腺瘤切除，但应作楔形切除，即腺瘤周围应裹有少量正常甲状腺组织。切除标本必须立即行冰冻切片检查，以判定有无恶变。

五、甲状腺癌

甲状腺癌（thyroid carcinoma）是最常见的甲状腺恶性肿瘤，目前是发病率增加最快的恶性肿瘤。除髓样癌外，绝大部分甲状腺癌起源于滤泡上皮细胞。

（一）病理

1. 甲状腺乳头状癌（papillary thyroid carcinoma，PTC）

约占成人甲状腺癌总数的 70%，而儿童甲状腺癌都是乳头状癌。常见于中青年女性，以 21~40 岁的妇女最多见。此型分化好，生长缓慢，恶性度低。虽有多中心性发生倾向，且较早便出现颈淋巴结转移，但预后较好。

2. 滤泡状癌（follicular carcinoma）

约占 15%，多见于 50 岁左右妇女，此型发展较快，属中度恶性，且有侵犯血管倾向。颈淋巴结转移仅占 10%，因此预后不如乳头状腺癌。

3. 未分化癌（anaplastic thyroid carcinoma）

约占 5%~10%，多见于老年人。发展迅速，高度恶性，且约 50% 早期便有颈淋巴结转移，或侵犯喉返神经、气管或食管，常经血运向远处转移。预后很差，平均存活 3~6 个月，1 年存活率仅 5%~15%。

4. 髓样癌（medullary thyroid carcinoma）

少见。发生于滤泡旁细胞（C 细胞），可分泌降钙素（calcitonin）。细胞排列呈巢状或束状，无乳头或滤泡结构，其间质内有淀粉样沉着，呈未分化状，但其生物学特性与未分化癌不同。恶性程度中等，可有颈淋巴结转移和血运转移。

总之，不同病理类型的甲状腺癌，其生物学特性、临床表现、诊断、治疗及预后均有所不同。

（二）临床表现

乳头状癌和滤泡状癌的初期多无明显症状，前者有时可因颈淋巴结肿大而就医。随着病程进展，肿块逐渐增大，质硬，吞咽时肿块移动度减低。未分化癌上述症状发展迅速,并侵犯周围组织。晚期可产生声音嘶哑、呼吸困难、吞咽困难。颈交感神经节受压,可产生 Homer 综合征。颈丛浅支受侵犯时,病人可有耳、枕、肩等处疼痛。可有颈淋巴结转移及远处脏器转移。

目前很多病人系触诊未能发现,而经高分辨率超声发现,病灶<1cm 者为微小癌。

髓样癌除有颈部肿块外,由于癌肿产生 5-羟色胺和降钙素,病人可出现腹泻、心悸、脸面潮红和血钙降低等症状。对合并家族史者,应注意多发性内分泌肿瘤综合征Ⅱ型(MEN-Ⅱ)的可能。

（三）诊断

主要根据临床表现,若甲状腺肿块质硬、固定,颈淋巴结肿大,或有压迫症状者,或存在多年的甲状腺肿块,在短期内迅速增大者,均应怀疑为甲状腺癌。应注意与慢性淋巴细胞性甲状腺炎鉴别,细针穿刺细胞学检查可帮助诊断。此外,血清降钙素测定可协助诊断髓样癌。

（四）治疗

手术是除未分化癌以外各型甲状腺癌的基本治疗方法,并辅助应用放射性核素、甲状腺激素及外照射等治疗。

1. 手术治疗

包括甲状腺本身的手术,以及颈淋巴结清扫。

甲状腺的切除范围目前仍有分歧,尚缺乏前瞻性随机对照试验结果的依据。但完全切除肿瘤十分重要,荟萃分析资料提示肿瘤是否完全切除是一项独立预后因素。因此即使是分化型甲状腺癌,小于腺叶切除也是不适当的。范围最小的为腺叶加峡部切除,最大至甲状腺全切除。甲状腺切除范围的趋势是比较广泛的切除。有证据显示甲状腺近全或全切除术后复发率较低。低危组病例腺叶切除后30 年复发率为 14%,而全切除术为 4%。一般对高危组的病人,首次手术的范围并无太多争论,有报告称 TNM Ⅲ期病例腺叶切除后局部复发率 26%,全切除后局部复发率为 10%,而甲状腺全切除和近全切除之间并无区别。广泛范围手术的优点是显著降低局部复发率,主要的缺点是手术后近期或长期并发症增加,而腺叶切除很少致喉返神经损伤,且几乎不发生严重甲状旁腺功能减退。

对局限于一侧腺叶内单发 PTC;肿瘤≤1cm,复发危险度低;对侧腺叶内无结节;无颈部淋巴结转移和远处转移者适于作甲状腺腺叶+峡部切除术。

对肿瘤>4cm;多癌灶,尤其是双侧癌灶;不良病理亚型;已有远处转移,需行术后[131]I治疗;伴有双侧颈淋巴结转移;伴有腺外侵犯者宜行全甲状腺切除或近全甲状腺切除术。以上处理已成共识,而对肿瘤直径1~4cm者,有主张作甲状腺腺叶+峡部切除术,也有主张行全甲状腺切除或近全甲状腺切除术。

颈淋巴结清扫的范围同样有争论,应常规行中央区颈淋巴结清扫。荟萃分析资料提示仅两个因素可帮助预测是否有颈淋巴结转移,即肿瘤缺乏包膜和甲状腺周围有肿瘤侵犯。该两因素均不存在者,颈淋巴结转移率是38%,两因素均存在者颈淋巴结转移率是87%。

颈淋巴结清扫的手术效果固然可以肯定,但病人的生活质量却受到影响,所以目前多数不主张作预防性颈淋巴结清扫,尤其对低危组病人,若手术时未触及肿大淋巴结,可不作颈淋巴结清扫。如发现肿大淋巴结,应切除后作快速病理检查,证实为淋巴结转移者,可做中央区颈淋巴结清扫或改良颈淋巴结清扫。前者指清除颈总动脉内侧、甲状腺周围、气管食管沟之间及上纵隔的淋巴结组织;后者指保留胸锁乳突肌、颈内静脉及副神经的颈淋巴结清扫。由于再次手术行中央区颈淋巴结清扫易损伤喉返神经及甲状旁腺,因而多主张首次手术时即使未见肿大淋巴结,也施行中央区清扫。对高危组病人、肉眼可见颈淋巴结转移、肿瘤侵犯至包膜外以及年龄超过60岁者,应作改良颈淋巴结清扫;若病期较晚,颈淋巴结受侵范围广泛者,则应作传统颈淋巴结清扫。

2. 内分泌治疗

甲状腺癌作次全或全切除者应终身服用甲状腺素片,以预防甲状腺功能减退及抑制TSH。乳头状腺癌和滤泡状腺癌均有TSH受体,TSH通过其受体能影响甲状腺癌的生长。甲状腺素片的剂量和疗程,尚无随机临床试验结果作为依据。一般剂量掌握在保持TSH低水平,但不引起甲亢为原则。可用左甲状腺素,100μg/d,并定期测定血浆T_4和TSH,以此调整用药剂量。应注意有无甲状腺素中毒症、焦虑、睡眠障碍、心悸、心房纤颤及骨质疏松等副作用。

3. 放射性核素治疗

对乳头状腺癌、滤泡状腺癌,术后应用[131]碘适合于45岁以上病人、多发性癌灶、局部侵袭性肿瘤及存在远处转移者。主要是破坏甲状腺切除术后残留的甲状腺组织及转移灶,对高危病例有利于减少复发和死亡率。应用放射性碘治疗的目的是:①灭活残留甲状腺及转移灶;②易于使用核素检测复发或转移病灶;③术后随访过程中,增加甲状腺球蛋白作为肿瘤标记物的价值。

4. 外照射治疗

主要用于未分化型甲状腺癌。

六、甲状腺结节的诊断和处理原则

甲状腺结节是外科医师经常碰到的一个问题,成人发病率约 4%。恶性病变虽不常见,但术前难以鉴别,最重要的是如何避免漏诊癌肿。

(一)诊断

病史和理学检查是十分重要的环节。

1. 病史

不少病人并无症状,而在理学检查时偶然发现。有些病人可有症状,如短期内突然发生的甲状腺结节增大,则可能是腺瘤囊性变出血所致;若过去存在甲状腺结节,近日突然快速、无痛地增大,应考虑癌肿的可能。

一般来讲,对于甲状腺结节,男性更应得到重视。有分化型甲状腺癌家族史者,发生癌肿的可能性较大。双侧甲状腺髓样癌较少见,但有此家族史者应十分重视,因该病为自主显性遗传型。

2. 理学检查

明显的孤立结节是最重要的体征。约 4/5 分化型甲状腺癌及 2/3 未分化癌表现为单一结节,有一部分甲状腺癌表现为多发结节。检查甲状腺务必要全面、仔细,以便明确是否是弥漫性肿大或还存在其他结节。癌肿病人常于颈部下 1/3 处可触及大而硬的淋巴结,特别是儿童及年轻乳头状癌病人。

3. 血清学检查

甲状腺球蛋白水平似乎与腺肿大小有关,但对鉴别甲状腺结节的良恶性并无价值,一般用于曾做手术或放射性核素治疗的分化型癌病人,检测是否存在早期复发。

4. 核素扫描

甲状腺扫描用于补充理学检查所见,且能提供甲状腺功能活动情况。

5. 超声检查

是评估甲状腺结节的首选方法,可确定甲状腺结节大小、数量、位置、实性或囊性、形状、边界、包膜、钙化、血供及与周围组织的关系等。若为囊性结节或多个小囊肿占以上结节体积、呈海绵状改变的结节 99.7% 为良性病变。而实性低回声结节;结节内血供丰富;结节形态和边缘不规则、晕圈缺如;微小钙化、针尖样弥散分布或簇状分布的钙化;颈淋巴结呈圆形、边界不规则或模糊、内部回声不均、内部出现钙化、淋巴门消失等提示甲状腺癌的可能性大。

6. 颈部 CT 和 MRI

可提供结节或肿块的影像及甲状腺与周围组织的解剖学信息。

7. 针吸涂片细胞学检查

目前在超声引导下细针抽吸细胞学检查应用广泛。

(二)治疗

若能恰当应用细针抽吸细胞学检查,则有利于更准确地选择治疗方法。细胞学阳性结果一般表示甲状腺恶性病变,而细胞学阴性结果则 90% 为良性。若针吸活检发现结节呈实质性,以及细胞学诊断为可疑或恶性病变,则需早期手术以取得病理诊断。若细胞学检查为良性,仍有可能是恶性,因而需作甲状腺扫描及甲状腺功能试验进一步明确诊断。如是冷结节,以及甲状腺功能正常或减低,可给予左甲状腺素片,以阻断促甲状腺素(TSH)生成,并嘱病人在 3 个月后复查,如结节增大,则不管 TSH 受抑是否足够,有手术指征。但若结节变小或无变化,可仍予以 TSH 抑制治疗,隔 3 个月后再次复查,如总计 6 个月结节不变小,则有手术指征。

对甲状腺可疑结节进行手术时,一般选择腺叶及峡部切除,并作快速病理检查。结节位于峡部时,应以活检证实两侧均为正常甲状腺组织。腺叶切除较部分切除后再作腺叶切除更为安全,而且手术易损伤甲状旁腺和喉返神经。另外,腺叶部分切除或次全切除会增加癌细胞残留的机会。

第二节　　原发性甲状旁腺功能亢进

原发性甲状旁腺功能亢进(primary hyperparathyroidism)简称甲旁亢,是一种手术可治愈的疾病。欧美较我国常见。

(一)解剖及生理概要

甲状旁腺紧密附于甲状腺左右二叶背面,数目不定,一般为 4 枚。呈卵圆形或扁平形,外观呈黄、红或棕红色,平均重量 35~40mg/枚。由于其独特的胚胎发育,甲状旁腺的分布广泛。上甲状旁腺多位于以喉返神经与甲状腺下动脉交叉上方 1cm 处为中心、直径 2cm 的一个圆形区域内(约占 80%);下甲状旁腺有 60% 位于甲状腺下、后、侧方,其余可位于甲状腺前面,或与侧面胸腺紧密联系,或位于纵隔(图 3-4)。

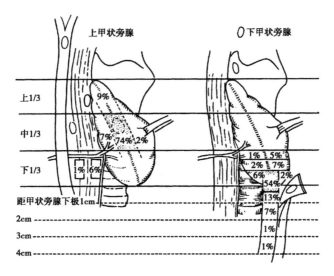

图 3-4 上、下甲状旁腺的分布图(侧面观)

甲状旁腺分泌甲状旁腺素(parathyroid hormone,PTH),其主要靶器官为骨和肾,对肠道的钙离子吸收也有间接作用。PTH 的生理功能是调节体内钙的代谢并维持钙和磷的平衡,它促进破骨细胞的作用,使骨钙(磷酸钙)溶解释放入血,致血钙和血磷浓度升高。当其血中浓度超过肾阈时,便经尿排出,导致高尿钙和高尿磷(图 3-5)。PTH 同时能抑制肾小管对磷的回收,使尿磷增加、血磷降低。因此发生甲旁亢时,可出现高血钙、高尿钙和低血磷。PTH 不受垂体控制,而与血钙离子浓度之间存在负反馈关系。

(二)病理

包括腺瘤、增生及癌。甲状旁腺腺瘤(parathyroid adenoma)的细胞成分主要是主细胞。往往为单个腺体发病,约占所有原发性甲旁亢的 80%,多发性腺瘤少于 1%~5%。甲状旁腺增生(parathyroid hyperplasia)是第 2 常见的甲状旁腺疾病,约占 12%,4 枚腺体均可发病。原发性增生的细胞来源有清细胞

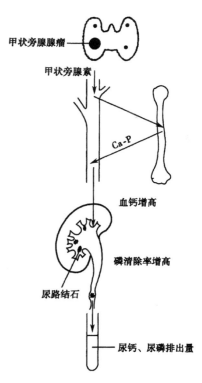

图 3-5 原发性甲状旁腺功能亢进的病理生理

和主细胞两种。主细胞增生的细胞成分均以主细胞为主,如有 1 个以上腺体同时发病可诊断为本病。癌少见,约占甲旁亢的 1%~2%。

(三)临床表现

包括无症状型及症状型两类。自 20 世纪 60 年代血生化自动分析仪应用以来,诊断为无症状型原发性甲旁亢的病例逐渐增多。近年来,欧美等国的多数病人系无症状型,这种病例无明显症状,或仅有骨质疏松等非特异性症状,在普查时因血钙增高而被确诊。我国目前以症状型原发性甲旁亢为常见,这与欧美等国的发病情况有差异,其原因目前还不清楚。

按其症状可将原发性甲旁亢分为三型:

1. Ⅰ型

最为多见。以骨病为主,血清钙平均 3.3mmol/L,肿瘤平均重 5.9g,平均症状期为 3.6 年。病人可诉骨痛,易于发生骨折。骨膜下骨质吸收是本病特点,最常于中指桡侧或锁骨外 1/3 处。

2. Ⅱ型

以肾结石为主,血清钙平均 2.88mmol/L,肿瘤平均重 1.05g,平均症状期为 6.8 年。在尿路结石病人中,约 3%可发现有甲状旁腺腺瘤,病人在长期高血钙后,可不知不觉地发生氮质血症。

3. Ⅲ型

兼有上述两型的特点,表现有骨骼改变及尿路结石。其他症状可有消化性溃疡、腹痛、神经精神症状、虚弱及关节痛。

(四)诊断

根据上述临床表现,结合实验室检查、定位检查来确定诊断。

1. 实验室检查

(1)血钙测定:是发现甲旁亢的首要指标。正常人的血钙值在不同医院可能有差别,一般为 2.1~2.5mmol/L。

(2)血磷测定:血磷的诊断价值较血清钙小,正常血清磷变动于 0.65~0.97mmol/L 之间。

(3)甲状旁腺素(PTH)测定:为确定甲旁亢最可靠的直接证据。在甲状旁腺腺瘤病人,其分泌的 PTH 常为正常值的数倍而非仅略有增加。

(4)尿中环腺苷酸(cAMP)测定:原发性甲旁亢时,尿中 cAMP 排出量明显增高,可反映甲状旁腺的活性,有助于诊断甲旁亢。

2. 定位检查

初次手术时是否需作定位检查尚有争论,但对再次手术的病例,一致认为定位检查是需要的。而我国以症状型甲旁亢为主,单个甲状旁腺腺瘤达80%,术前定位有助于手术时寻找病变腺体。主要方法有:

(1)超声检查:检查时,病人仰卧,颈部后伸,肩部垫枕,作纵切面及横切面检查。正常甲状旁腺呈圆形或卵圆形,直径2~4mm,腺体内部回声较低。前方为甲状腺,侧方为颈总动脉及颈内静脉。

(2)核素扫描:可用^{99m}Tc作扫描,或用铊(T_1)作甲状旁腺双重造影。^{99m}TcMIBI(甲氧基异丁基异腈)的定位准确率可达90%以上。核素扫描的阳性率及敏感性均较高,对病变腺体位于甲状腺以外的病人特别有用。

(五)鉴别诊断

需与假性甲旁亢、继发性甲旁亢(secondary hyperparathyroidism)及家族性低尿韩性高血钙(familial hypocalciuric hypercalcemia)鉴别。

假性甲旁亢是由于某些肿瘤(如肺癌、肝癌等)分泌PTH物质所引起与甲旁亢相似临床表现的总称。通过病史及检查,临床上鉴别这类疾病一般不难。继发性甲旁亢一定存在肾功能衰竭,所以易于识别。家族性低尿钙性高血钙较难鉴别,过去甲状旁腺手术失败者中10%系该病,这类病人有高血钙家族史,10岁以下即可发病,常伴有低尿钙,50%病人伴有高血镁。

原发性甲旁亢的诊断,应在排除上述3种疾病后方能确立。

(六)治疗

原发性甲旁亢病人常存在代谢并发病,如骨疾病、肾结石及溃疡病等。这些并发病反映了本病的严重程度,若不予以矫正,病情会不断发展,最后可致不良后果。因此有代谢并发症的原发性甲旁亢病人具有手术指征。

手术原则因甲旁亢的病理性质不同而有区别。

1. 甲状旁腺腺瘤

原则是切除腺瘤,对早期病例效果良好。病程长并有肾功能损害的病例,切除腺瘤后可中止甲旁亢的继续损害,但对已有肾功能损害,若属严重者,疗效较差。

由于原发性甲旁亢中单发腺瘤约占的80%,目前多数主张作单侧探查,可从定位检查有阳性发现的一侧开始。切除病变腺体后立即做冰冻切片以确定诊断。因在显微镜下对单个腺体不能区别是腺瘤或主细胞增生,故应探查寻找同侧另一枚甲状旁腺,若证实第二枚甲状旁腺正常,则可结束手术。当然,目前仍有主张应作双侧探查,检查所有 4 枚甲状旁腺,以免遗漏病变。

2. 甲状旁腺增生

可行甲状旁腺次全切除,即切除 3½ 枚腺体,保留 1/2 枚腺体。另一种方法是甲状旁腺全切除,同时作甲状旁腺自体移植,并冻存部分腺体,以备后用。

3. 甲状旁腺癌

应作整块切除,且应包括肿瘤周围一定范围的正常组织,对于临床未考虑侧颈部淋巴结转移的病人,行中央区淋巴结清扫,对于临床考虑侧颈部淋巴结转移的病人,需要行侧颈部淋巴结清扫术。

手术并发症及术后处理:并发症很少,偶尔可发生胰腺炎,原因尚不清楚。若探查范围广泛,且操作不仔细时,有损伤喉返神经等周围重要结构的可能。

术后 24~48 小时内血清钙会明显下降,病人会感到面部、口周或肢端发麻。严重者可发生手足抽搐。可静脉注射 10% 葡萄糖酸钙,剂量视低血钙症状而定。一般在术后 3~4 天恢复正常。但若甲状旁腺腺瘤体积大、甲状旁腺癌、X 线检查显示骨骼改变重及碱性磷酸酶明显升高者,低血钙症状往往重而持续时间长,可加用口服钙剂及维生素 D 治疗。术后出现血清钙下降的病例,往往表示手术成功,病变腺体已经切除。

第三节　颈淋巴结结核

颈淋巴结结核(tuberculous cervical lymphadenitis)多见于儿童和青年人。结核分枝杆菌大多经扁桃体、龋齿侵入,近 5% 继发于肺和支气管病变,且常在人体抵抗力低下时发病,近年来,发病有增加趋势。

(一)临床表现

颈部一侧或两侧有多个大小不等的肿大淋巴结,一般位于胸锁乳突肌的前、后缘。初期,肿大的淋巴结较硬,无痛,可推动。病变继续发展,发生淋巴结周围炎,使淋巴结与皮肤和周围组织发生粘连;各个淋巴结也可相互粘连,融合成团,形成不易推动的结节性肿块。晚期,淋巴结发生干酪样坏死、液化,形成寒性脓肿。脓肿破溃后形成经久不愈的窦道或慢性溃疡。上述不同阶段的病变,可同时出现于同一病人的各个淋巴结。少部分病人可有低热、盗汗、食欲缺乏、消瘦等全身中毒症状。

（二）诊断

根据结核病接触史及局部体征,加之淋巴结细针穿刺;对于形成寒性脓肿,或溃破形成窦道或溃疡时,可做出明确诊断。

（三）预防

做好卫生宣教,养成良好卫生习惯。儿童接种卡介苗。注意口腔卫生,早期治疗龋齿及切除有病变的扁桃体,在预防方面具有一定意义。

（四）治疗

1. 全身治疗

适当注意营养和休息。口服异烟肼半年至 1 年;伴有全身毒性症状或身体他处有结核病变者,加服乙胺丁醇、利福平或肌内注射阿米卡星。

2. 局部治疗

（1）少数局限的、较大的、可推动的淋巴结,可考虑手术切除,达到肿瘤减负的目的。手术时注意保护颈部神经,如副神经等。

（2）寒性脓肿尚未穿破者,可行穿刺抽吸治疗,应从脓肿周围的正常皮肤处进针,尽量抽尽脓液,然后向脓腔内注入 5%异烟肼溶液,并留适量于脓腔内,2次/周。

（3）对溃疡或窦道,如继发感染不明显,可行刮除术,伤口不加缝合,开放引流。

（4）寒性脓肿继发化脓性感染者,需先行切开引流,待感染控制后,必要时再行刮除术。

第四节　颈部肿块

颈部肿块可以是颈部或非颈部疾病的共同表现。主要包括恶性肿瘤、甲状腺疾患及炎症、先天性疾病和良性肿瘤。其中恶性肿瘤占有相当比例,所以颈部肿块的鉴别诊断具有重要意义。

（一）颈部肿块的常见疾病

1. 肿瘤

（1）原发性肿瘤:良性肿瘤有甲状腺肿瘤、涎腺良性肿瘤、良性神经源性肿瘤、舌下囊肿、血管瘤等;恶性肿瘤有甲状腺癌、恶性淋巴瘤、涎腺癌、恶性神经源性肿瘤等。

（2）转移性肿瘤：原发病灶多在口腔、鼻咽部、喉、甲状腺、食管、肺、乳房、消化道、女性生殖系统等处。

2. 炎症

急性、慢性淋巴结炎、淋巴结结核、涎腺炎、软组织化脓性感染等。

3. 先天性畸形

甲状腺舌管囊肿或瘘、胸腺咽管囊肿或瘘、囊状淋巴管瘤（囊状水瘤）、颏下皮样囊肿等。

诊断：根据肿块的部位（图3-6），结合病史和检查发现，综合分析，才能明确诊断。病史询问要详细，体格检查要仔细、全面，不要只注意局部。根据以上线索，选择适当的辅助检查，必要时可穿刺或切取组织检查。

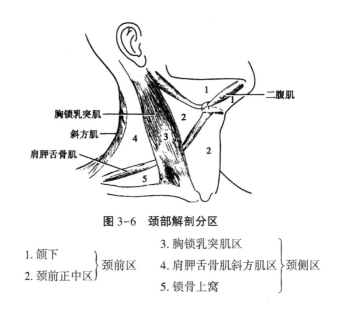

图 3-6　颈部解剖分区

1. 颌下 ⎫
2. 颈前正中区 ⎭ 颈前区

3. 胸锁乳突肌区 ⎫
4. 肩胛舌骨肌斜方肌区 ⎬ 颈侧区
5. 锁骨上窝 ⎭

（二）几种常见的颈部肿块

1. 慢性淋巴结炎

多继发于头、面、颈部的炎症病灶。肿大的淋巴结分散在颈侧区或颌下、颏下区。在寻找原发病灶时，应特别注意肿大淋巴结的淋巴引流区域。需与恶性病变鉴别，必要时应切除肿大淋巴结做病理检查。

2. 转移性肿瘤

在颈部肿块中，发病率仅次于慢性淋巴结炎和甲状腺疾病。原发癌灶绝大部分(85%)在头颈部,尤以鼻咽癌和甲状腺癌转移最为多见。锁骨上窝转移性淋巴结的原发灶,多在胸腹部(肺、纵隔、乳房、胃肠道、胰腺等);但胃肠道、胰腺、妇科恶性肿瘤多经胸导管转移至左锁骨上淋巴结。

3. 恶性淋巴瘤

包括霍奇金病和非霍奇金淋巴瘤,是来源于淋巴组织恶性增生的实体瘤,多见于男性青壮年。肿大的淋巴结可表现单侧或双侧,可粘连成团,往往生长迅速。需依靠淋巴结组织学病理检查确定诊断。

4. 甲状舌骨囊肿

与甲状腺发育有关的先天性畸形。胚胎期,甲状腺是由口底向颈部伸展的甲状舌管下端发生的。甲状舌管通常在胎儿6周左右自行闭锁,若甲状舌管退化不全,即形成先天性囊肿,感染破溃后成为甲状舌管瘘。本病多见于15岁以下儿童,男性为女性的2倍。表现为在颈前区中线、舌骨下方有直径1~2cm的圆形肿块。境界清楚,表面光滑,有囊性感,并能随伸、缩舌而上下移动。需手术切除,切除一段舌骨以彻底清除囊壁或窦道,并向上分离至舌根部,结扎导管,以免复发。

第四章　乳房疾病

乳房疾病是妇女常见病。乳腺癌的发病率呈现逐年升高的趋势,占妇女恶性肿瘤的第一或第二位。

第一节　解剖生理概要

成年妇女乳房是两个半球形的性征器官,位于胸大肌浅面,约在第 2~6 肋骨水平的浅筋膜浅、深层之间。外上方形成乳腺腋尾部伸向腋窝。乳头位于乳房的中心,周围的色素沉着区称为乳晕。

乳腺有 15~20 个腺叶,每一腺叶分成很多腺小叶,腺小叶由小乳管和腺泡组成,是乳腺的基本单位。每一腺叶有其单独的导管(乳管),腺叶和乳管均以乳头为中心呈放射状排列。小乳管汇至乳管,乳管开口于乳头,乳管靠近开口的 1/3 段略为膨大,称之为输乳管窦,是乳管内乳头状瘤的好发部位。腺叶、小叶和腺泡间有结缔组织间隔,腺叶间还有与皮肤垂直的纤维束,上连浅筋膜浅层,下连浅筋膜深层,称 Cooper 韧带。

乳腺是许多内分泌腺的靶器官,其生理活动受腺垂体、卵巢及肾上腺皮质等分泌的激素影响。妊娠及哺乳时乳腺明显增生,腺管延长,腺泡分泌乳汁。哺乳期后,乳腺又处于相对静止状态。平时,育龄期妇女在月经周期的不同阶段,乳腺的生理状态在各激素影响下,呈周期性变化。绝经后腺体渐萎缩,为脂肪组织所替代。

乳房的淋巴网甚为丰富,其淋巴液输出有四个途径:①乳房大部分淋巴液经胸大肌外侧缘淋巴管回流至腋窝淋巴结,再流向锁骨下淋巴结。部分乳房上部淋巴液可经胸大、小肌间淋巴结(Rotter 淋巴结),直接到达锁骨下淋巴结。通过锁骨下淋巴结后,淋巴液继续流向锁骨上淋巴结。②部分乳房内侧的淋巴液通过肋间淋巴管流向胸骨旁淋巴结(在第 1、2、3 肋间比较恒定存在,沿胸廓内血管分布)。③两侧乳房间皮下有交通淋巴管,一侧乳房的淋巴液可流向另一侧。④乳房深部淋巴网可沿腹直肌鞘和肝镰状韧带通向肝。

为规范腋淋巴结清扫范围,通常以胸小肌为标志,将腋区淋巴结分为三组:I

组即腋下(胸小肌外侧)组:在胸小肌外侧,包括乳腺外侧组、中央组、肩胛下组及胸小肌外侧腋静脉旁淋巴结,胸大、小肌间淋巴结也归本组;在该区域内有支配前据肌的胸长神经及背阔肌的胸背神经。Ⅱ组即腋中(胸小肌后)组:胸小肌深面的腋静脉旁淋巴结;Ⅲ组即腋上(锁骨下)组:胸小肌内侧锁骨下静脉旁淋巴结。

第二节　乳房检查

检查应在光线明亮处。病人端坐,两侧乳房充分暴露,以利对比。

1. 视诊

观察两侧乳房的形状、大小是否对称,有无局限性隆起或凹陷(酒窝征),乳房皮肤有无发红、水肿及"橘皮样"改变,乳房浅表静脉是否扩张。两侧乳头是否在同一水平,如乳头上方有癌肿,可将乳头牵向上方,使两侧乳头高低不一。乳头深部癌肿可使乳头内陷,乳头内陷也可为发育不良所致,若是一侧乳头近期出现内陷,则有临床意义。还应注意乳头、乳晕有无糜烂。

2. 触诊

病人端坐,两臂自然下垂,乳房肥大下垂明显者,可取平卧位,肩下垫小枕,使胸部隆起。检查者采用手指掌面而不是指尖作触诊,不要用手指捏乳房组织,否则会将捏到的腺体组织误认为肿块。应循序对乳房外上(包括腋尾部)、外下、内下、内上各象限及中央区(乳头、乳晕)做全面检查。先查健侧,后查患侧。小的中央区肿块不易触到,可左手托乳房,用右手触诊。乳房下部肿块常被下垂的乳房掩盖,可托起乳房或让病人平卧举臂,然后进行触诊。乳房深部肿块如触按不清,可让病人前俯上半身再检查。

发现乳房肿块后,应注意肿块大小、硬度、表面是否光滑、边界是否清楚以及活动度等情况。轻轻捻起肿块表面皮肤,明确肿块是否与皮肤粘连。如有粘连而无炎症表现,应警惕乳腺癌的可能。乳房中央区肿块,即使是良性的,因被大乳管穿过,也多与乳晕区皮肤黏着,且使乳头弹性受限。一般说,良性肿瘤的边界清楚,活动度大。恶性肿瘤的边界不清,质地硬,表面不光滑,活动度小。肿块较大者,还应检查肿块与深部组织的关系。可让病人两手叉腰,使胸肌保持紧张状态,若肿块活动度受限,表示肿瘤侵及深部组织。乳房外下象限已超越胸大肌下缘,触诊此处肿块的移动度时,可让病人把患侧上肢放在检查者的肩上用力下压,借以紧张乳房深部的前锯肌。最后轻挤乳头,若有溢液,依次挤压乳晕四周,并记录溢液来自哪一乳管。

肋软骨炎(Tietze病)好发于女性,常表现为肋骨与肋软骨连接处肿痛(第2肋尤为多见)。本病与乳房后方的胸壁疾病(如胸壁结核、肋骨肿瘤)都可被误认为乳房肿块。这些肿块并非来自乳房,故推动乳房时肿块不会移动位置。

腋窝淋巴结有四组,应依次检查。检查者面对病人,以右手触诊其左腋窝,左手触诊其右腋窝。先让病人上肢外展,以手伸入其腋顶部,手指掌面压向病人的胸壁,然后嘱病人放松上肢,搁置在检查者的前臂上,用轻柔的动作自腋部从上而下触诊中央组淋巴结,然后将手指掌面转向腋窝前壁,在胸大肌深面触诊胸肌组淋巴结。检查腋窝后壁肩胛下组淋巴结时,宜站在病人背后,触摸背阔肌前内面。最后检查锁骨下及锁骨上淋巴结。触及肿大淋巴结时,要注意其位置、数目、大小、硬度和移动度。

3. 特殊检查

(1)X线检查:常用方法是钼靶X线摄片(radiography with molybdenum target tube)及干板照相(xeroradiography)。钼靶X线摄片的射线剂量小于10^{-2}Gy,其致癌危险性接近自然发病率。干板照相的优点是对钙化点的分辨率较高,但X线剂量较大。

乳腺癌的X线表现为密度增高的肿块影,边界不规则,或呈毛刺征。有时可见钙化点,颗粒细小、密集。有人提出每平方厘米超过15个钙化点时,则乳腺癌的可能性很大。

(2)其他影像学检查方法:超声显像,属无损伤性,可反复使用,主要用途是鉴别肿块系囊性还是实质性。磁共振检查的软组织分辨率高,敏感性高于乳腺X线检查,能三维立体的观察病变,不仅能够提供病灶的形态学特征,而且运用动态增强还能提供病灶的血流动力学情况,对乳腺疾病的诊断及病灶的检出达到了一个新的高度。

(3)活组织病理检查:目前常用空芯针穿刺组织学检查,方法为检查者以左手拇、示指固定肿块,皮肤消毒后以空芯针(常用14G,直径1.98mm)直刺肿块,肿块位置深者,可在超声引导下穿刺。

乳头溢液未触及肿块者,可行乳腺导管内镜检查或乳管造影,亦可行乳头溢液涂片细胞学检查。乳头糜烂疑为湿疹样乳腺癌时,可作乳头糜烂部刮片或印片细胞学检查。

第三节　多乳头、多乳房畸形

胚胎期自腋窝至腹股沟连线上,由外胚层的上皮组织发生 6~8 对乳头状局部增厚,即乳房始基。出生时除胸前一对外均退化,未退化或退化不全,则形成副乳。多乳房妇女在月经期、妊娠期或哺乳期可出现胀痛,哺乳期可有乳汁分泌。多乳头、多乳房一般不需处理,但应注意其所含乳腺组织有发生各种乳房疾病(包括肿瘤)的可能。

第四节　乳腺炎

急性乳腺炎(acute mastitis)一般指急性哺乳期乳腺炎,是乳腺的急性化脓性感染,病人多是产后哺乳的妇女,尤以初产妇多见,往往发生在产后 3~4 周。

(一)病因

有以下两方面:

1. 乳汁淤积

为发病的重要原因。乳汁是理想的培养基,乳汁淤积将有利于入侵细菌的生长繁殖。乳汁淤积的原因有:乳头发育不良(过小或内陷)妨碍哺乳;乳汁过多或婴儿吸乳少,致乳汁不能完全排空;乳管不通,影响排乳。

2. 细菌入侵

乳头破损或皲裂,使细菌沿淋巴管入侵是感染的主要途径。婴儿口腔感染,吸乳或含乳头睡眠,致使细菌直接进入乳管,上行至腺小叶也是感染的途径之一。多数发生于初产妇,缺乏哺乳的经验。也可发生于断奶时,6 个月以后的婴儿已长牙,易致乳头损伤。

(二)临床表现

病人感觉乳房肿胀疼痛、局部红肿、发热。随着炎症进展,疼痛呈波动性,病人可有寒战、高热、脉搏加快,常有患侧淋巴结肿大、压痛,白细胞计数明显增高。

局部表现可有个体差异,应用抗菌药治疗的病人,局部症状可被掩盖。一般起初呈蜂窝织炎样表现,数天后可形成脓肿,表浅的脓肿可触及波动,深部的脓肿需穿刺才能确定。脓肿可以是单房或多房性。脓肿可向外溃破,深部脓肿还可穿至乳房与胸肌间的疏松组织中,形成乳房后脓肿(retromammary abscess)。感染严重者,可导致乳房组织大块坏死,甚至并发脓毒症。

(三)治疗

原则是消除感染、排空乳汁。早期呈蜂窝织炎表现时不宜手术,但脓肿形成后仍仅以抗菌药治疗,则可致更多的乳腺组织受破坏。应在压痛最明显的炎症区进行穿刺,抽到脓液表示脓肿已形成,脓液应作细菌培养及药物敏感试验。

呈蜂窝织炎表现而未形成脓肿之前,应用抗菌药可获得良好的结果。因主要病原菌为金黄色葡萄球菌,可不必等待细菌培养的结果,应用青霉素治疗,或用耐青霉素酶的苯唑西林钠(新青霉素Ⅱ),1g/次,4 次/天,肌注或静滴。若病人对青霉素过敏,则应用红霉素。如治疗后病情无明显改善,则应重复穿刺以证明有无脓肿形成,以后可根据细菌培养结果指导选用抗菌药。抗菌药物可被分泌至乳汁,因此如四环素、氨基糖苷类、磺胺药和甲硝唑等药物应避免使用,因其能影响婴儿,而以应用青霉素、头孢菌素和红霉素为安全。中药治疗可用蒲公英、野菊花等清热解毒药物。

脓肿形成后,主要治疗措施是及时作脓肿切开引流。手术时要有良好的麻醉,为避免损伤乳管而形成乳瘘,应做放射状切开,乳晕下脓肿应沿乳晕边缘作弧形切口。

深部脓肿或乳房后脓肿可沿乳房下缘作弧形切口,经乳房后间隙引流之。切开后以手指轻轻分离脓肿的多房间隔,以利引流。脓腔较大时,可在脓腔的最低部位另加切口作对口引流。

一般不停止哺乳,因停止哺乳不仅影响婴儿的喂养,且提供了乳汁淤积的机会。但患侧乳房应停止哺乳,并以吸乳器吸尽乳汁,促使乳汁通畅排出,局部热敷以利早期炎症的消散。若感染严重或脓肿引流后并发乳瘘,应停止哺乳。可口服溴隐亭 1.25mg,2 次/天,服用 7~14 天,或己烯雌酚 1~2mg,3 次/天,共 2~3 日,或肌内注射苯甲酸雌二醇,1 次/天,2mg/次,至乳汁停止分泌为止。

(四)预防

关键在于避免乳汁淤积,防止乳头损伤,并保持其清洁。应加强孕期卫生宣教,指导产妇经常用温水、肥皂洗净两侧乳头。如有乳头内陷,可经常挤捏、提拉矫正之。要养成定时哺乳、婴儿不含乳头而睡等良好习惯。每次哺乳应将乳汁吸空,如有淤积,可按摩或用吸乳器排尽乳汁。哺乳后应清洗乳头。乳头有破损或皲裂要及时治疗。注意婴儿口腔卫生。

第五节　乳腺囊性增生病

本病也称慢性囊性乳腺病,简称乳腺病(mastopathy),常见于育龄妇女。是一种非炎症性、非肿瘤性病变,其病理形态复杂,增生可发生于腺管周围并伴有大小不等的囊肿形成;或腺管内表现为不同程度的乳头状增生,伴乳管囊性扩张,也有发生于小叶实质者,主要为乳管及腺泡上皮增生,造成乳腺正常结构紊乱。已有明确资料表明,乳腺上皮不典型增生属癌前病变,与部分乳腺癌的发生有关,因此正确认识本病十分重要。

(一)病因

本病系内分泌功能失调所致,一是体内女性激素代谢障碍,尤其是雌、孕激素比例失调,使乳腺实质增生过度和复旧不全;二是部分乳腺实质成分中女性激素受体的质和量的异常,使乳房各部分的增生程度参差不齐。

(二)临床表现

乳房胀痛和肿块。特点是部分病人具有周期性,疼痛与月经周期有关,往往在月经前疼痛加重,月经来潮后减轻或消失,有时整个月经周期都有疼痛,部分病人可伴有月经紊乱或既往有卵巢或子宫病史。体检发现一侧或两侧乳腺有弥漫性增厚,可局限于乳腺的一部分,也可分散于整个乳腺,肿块呈颗粒状、结节状或片状,大小不一,质韧而不硬,增厚区与周围乳腺组织分界不明显,与皮肤无粘连。少数病人可有乳头溢液。本病病程较长,发展缓慢。

(三)诊断

根据以上临床表现,本病的诊断并不困难。本病有无恶变可能尚有争论,但重要的是乳腺癌与本病有同时存在的可能,为了及早发现可能存在的乳腺癌,应嘱病人每隔2~3个月到医院复查。局限性乳腺增生病肿块明显时,要与乳腺癌相区别。后者肿块更明确,质地偏硬,与周围乳腺有较明显区别,有时伴有腋窝淋巴结肿大。本病的诊断以病理形态学诊断为标准。

(四)治疗

主要是对症治疗,绝大多数病人不需要外科手术治疗,一般首选中药或中成药调理,包括疏肝理气,调和冲任,软坚散结及调整卵巢功能。目前维生素类药物常为本病治疗的辅助用药,根据病情特点不同,也可选用激素类药物联合治疗。对局限性增生病,应在月经后一周至10天内复查,若肿块变软、缩小或消退,则可予以观察或继续治疗。若肿块无明显消退者,应予空芯针活检或局部切除并作快速病理检查。对活检证实有不典型上皮增生者,有对侧乳腺癌或有乳腺癌家族史等高危因素者,以及年龄大,肿块周围乳腺组织增生也较明显者,可作单纯乳房切除术。若无上述情况,可作肿块切除后密切随访,定期复查。

第六节　乳房肿瘤

女性乳腺原发性肿瘤的发病率甚高,从组织发生分为上皮性肿瘤、结缔组织和上皮混合性肿瘤、非上皮性肿瘤等。良性肿瘤以纤维腺瘤(fibroadenoma)为最多,约占良性肿瘤的 3/4,其次为导管内乳头状瘤(intraductal papilloma),约占良性肿瘤的 1/5。恶性肿瘤的绝大多数(98%)是乳腺癌(breast cancer),肉瘤甚为少见(2%)。男性患乳腺肿瘤者极少,男性乳腺癌发病率约占乳腺癌的 1%。

一、乳腺纤维腺瘤

也称腺纤维瘤(adenofibroma),是一种结缔组织和上皮组织同时增生,形成境界清楚的良性肿瘤。多发生于 20~40 岁女性。可能与纤维细胞所含雌激素受体的量或质的异常有关。青春期发生的纤维腺瘤,有报道部分肿瘤可在短时间内急速生长成巨大肿块,达 8~10cm 左右。

(一)临床表现

好发于乳房外上象限,约 75% 为单发,少数属多发。病人常无明显自觉症状。肿块增大缓慢,有弹性感,表面光滑,易于推动。偶伴有疼痛。

(二)治疗

手术切除是治疗纤维腺瘤唯一有效的方法。常规送病理。大多数纤维腺瘤在完全切除后不再复发。青春期发生的纤维腺瘤有多灶性或在靠近手术部位再发的倾向。

二、导管内乳头状瘤

导管内乳头状瘤是由扩张的导管壁的导管上皮和血管结缔组织呈树枝状、乳头状的增生所形成的病变。如病变发生在近乳头处大导管内称中央型导管乳头状瘤(central papilloma),发生于外周末梢导管的乳头状瘤为多发、小,只有显微镜下才能观察到,被称为导管乳头状瘤病(Duct papillomatosis),常常伴有上皮的过度增生,与癌并存的情况也能看到。多发性导管乳头状瘤和导管乳头状瘤病与癌的发生有一定的关系,被认为是乳腺癌发生的危险因素之一。

(一)临床表现

一般无自觉症状,常因乳头溢液污染内衣而引起注意,溢液可为血性、暗棕色或黄色液体。肿瘤小,常不能触及,偶有较大的肿块,轻压此肿块,常可从乳头溢出液体。

(二)治疗

以手术为主,对单发的导管内乳头状瘤应切除病变的导管系统。术前需正确定位,目前采用:①乳腺导管内镜检查,同时可定位穿刺及取组织活检;②乳管造影;③传统指压确定溢液的导管口。插入钝头细针,注射亚甲蓝,沿针头或亚甲蓝显色部位做放射状切口,或沿乳晕作弧形切口,切除该导管及周围的乳腺组织,并常规进行病理检查,如有恶变应施行乳腺癌根治术。对年龄较大、导管上皮增生活跃或间变者,征求病人及家属同意后,可行单纯乳房切除术。导管内乳头状瘤一般认为属良性,但恶变率为6%~8%。尤其来源于末梢导管的乳头状瘤更应警惕恶变的可能。

三、乳房肉瘤

乳房肉瘤(breast sarcoma)是较少见的恶性肿瘤,为来源于乳房内结缔组织的非上皮源性恶性肿瘤,既有原发性肉瘤,也有继发性肉瘤。包括中胚叶结缔组织来源的间质肉瘤、纤维肉瘤、血管肉瘤和淋巴肉瘤等。另外还有一种不同于一般肉瘤的肿瘤,是以良性上皮成分和富于细胞的间质成分组成,因其大体标本上常出现裂隙而称作分叶状肿瘤(Phyllodes tumor),按其间质成分、细胞分化的程度可分为良性、交界性及恶性。

临床上常见于50岁以上的妇女,表现为乳房肿块,体积可较大,但有明显境界,皮肤表面可见扩张静脉。除肿块侵犯胸肌时较固定外,通常与皮肤无粘连而可以推动。腋淋巴结转移很少见;而以肺、纵隔和骨转移为主。治疗以单纯乳房切除即可,但如有胸肌筋膜侵犯时,也应一并切除。放疗或化疗的效果欠佳。

四、乳腺癌

乳腺癌是女性最常见的恶性肿瘤之一。在我国占全身各种恶性肿瘤的7%~10%,呈逐年上升趋势。部分大城市报告乳腺癌占女性恶性肿瘤之首位。

（一）病因

尚不清楚。乳腺是多种内分泌激素的靶器官,如雌激素、孕激素及泌乳素等,其中雌酮及雌二醇对乳腺癌的发病有直接关系。20 岁前本病少见,20 岁以后发病率逐渐上升。在我国 45~50 岁为高峰期,绝经后发病率也可继续上升,可能与年老者雌酮含量升高相关。月经初潮年龄早、绝经年龄晚、不孕及初次足月产的年龄与乳腺癌发病均有关。一级亲属中有乳腺癌病史者,发病危险性是普通人群的 2~3 倍。乳腺良性疾病与乳腺癌的关系尚有争论,多数认为乳腺小叶有上皮高度增生或不典型增生者可能与乳腺癌发病有关。另外,营养过剩、肥胖、脂肪饮食,可加强或延长雌激素对乳腺上皮细胞的刺激,从而增加发病机会。北美、北欧地区乳腺癌发病率约为亚、非、拉美地区的 4 倍,而低发地区居民移居至高发地区后,第二、三代移民的乳腺癌发病率逐渐升高,提示环境因素及生活方式与乳腺癌的发病有一定关系。

（二）病理类型

有多种分型方法,目前国内多采用以下病理分型。

1. 非浸润性癌

包括:①非浸润性导管癌,也称导管内癌、导管原位癌(癌细胞未突破导管壁基底膜);②非浸润性小叶癌,也称小叶原位癌(癌细胞未突破末梢乳管或腺泡基底膜);③佩吉特病,也称乳头 Paget 病。此型属早期,预后较好。

2. 微浸润性癌

是在非浸润性癌的背景上,在非特化的小叶间间质内出现一个或几个镜下明确分离的微小浸润灶,浸润灶最大径应限于 1mm 以内。

3. 浸润性癌

是指非浸润性癌的癌细胞突破基底膜浸润到间质。以非特殊型浸润性导管癌最为多见,占 80% 左右。其次是浸润性小叶癌。少见的有小管癌、分泌黏液的癌、髓样癌等。

4. 其他罕见癌。

（三）临床表现

(1)乳房肿块是乳腺癌病人最常见的临床表现。早期表现是患侧乳房出现无痛、单发的小肿块,好发于乳房外上象限。常是病人无意中发现而就医的主要症状。肿块质硬,表面不光滑,与周围组织分界不很清楚,在乳房内不易被推动。

（2）乳头和乳晕改变。随着肿瘤增大，可引起乳房局部隆起。若累及 Cooper 韧带，可使其挛缩而致肿瘤表面皮肤凹陷，即所谓"酒窝征"。邻近乳头或乳晕的癌肿因侵入乳管使之缩短，可把乳头牵向癌肿一侧，进而可使乳头扁平、回缩、凹陷。

（3）乳房皮肤改变。癌块继续增大，如皮下淋巴管被癌细胞堵塞，引起淋巴回流障碍，出现真皮水肿，皮肤呈"橘皮样"改变。

（4）乳头血性溢液。

（5）乳房疼痛。

（6）区域淋巴结肿大（腋窝淋巴结）。

（7）有些特殊类型乳腺癌的临床表现与一般乳腺癌不同。值得提出的是炎性乳腺癌（inflammatory breast carcinoma）和乳头湿疹样乳腺癌（Paget's carcinoma of the breast）。

炎性乳腺癌并不多见，特点是发展迅速、预后差。局部皮肤可呈炎症样表现，开始时比较局限，不久即扩展到乳房大部分皮肤，皮肤发红、水肿、增厚、粗糙、表面温度升高。

乳头湿疹样乳腺癌少见，恶性程度低，发展慢。乳头有瘙痒、烧灼感，以后出现乳头和乳晕的皮肤变粗糙、糜烂如湿疹样，进而形成溃疡，有时覆盖黄褐色鳞屑样痂皮。部分病例于乳晕区可触及肿块。较晚发生腋淋巴结转移。

（四）转移途径

1. 局部扩散

癌细胞沿导管或筋膜间隙蔓延，继而侵及 Cooper 韧带、皮肤、胸筋膜及胸肌。

2. 淋巴转移

主要途径有：①癌细胞经胸大肌外侧缘淋巴管侵入同侧腋窝淋巴结，然后侵入锁骨下淋巴结以至锁骨上淋巴结，进而可经胸导管（左）或右淋巴管侵入静脉血流而向远处转移；②癌细胞向内侧淋巴管，沿着乳内血管的肋间穿支引流到胸骨旁淋巴结，继而达到锁骨上淋巴结，并可通过同样途径侵入血流。一般以前一途径为多数，根据我国各地乳腺癌扩大根治术后病理检查结果，腋窝淋巴结转移约 60%，胸骨旁淋巴结转移率为 20%~30%。后者原发灶大多数在乳房内侧和中央区。癌细胞也可通过逆行途径转移到对侧腋窝或腹股沟淋巴结。

3. 血运转移

以往认为血运转移多发生在晚期，这一概念已被否定，现在认为乳腺癌是一个全身性疾病。研究发现有些早期乳腺癌已有血运转移。癌细胞可经淋巴途径进入静脉,也可直接侵入血循环而致远处转移。最常见的远处转移依次为肺、骨、肝。

（五）诊断

详细询问病史及临床检查后,大多数乳房肿块可得出诊断。询问病史需注意:家族史,月经初潮或绝经时间,生育史。但乳腺组织在不同年龄及月经周期中可出现多种变化,因而应注意查体方法及检查时距月经期的时间。严密注意一些早期乳腺癌的体征,如局部乳腺腺体增厚、乳头溢液、乳头糜烂、局部皮肤内陷等,以及对有高危因素的妇女,可应用一些辅助检查帮助诊断(影像学及病理学检查)。

（六）鉴别诊断

1. 纤维腺瘤

常见于青年妇女,肿瘤大多为圆形或椭圆形,边界清楚,活动度大,发展缓慢,一般易于诊断。但 40 岁以后的妇女不要轻易诊断为纤维腺瘤,必须排除恶性肿瘤的可能。

2. 乳腺腺病

多见于中年妇女,特点是乳房胀痛,肿块可呈周期性,与月经周期有关。肿块或局部乳腺增厚与周围乳腺组织分界不明显。可观察一至数个月经周期,若月经来潮后肿块缩小、变软,则可继续观察,如无明显消退,可考虑作手术切除及活检。

3. 浆细胞性乳腺炎

是乳腺组织的无菌性炎症,炎性细胞中以浆细胞为主。临床上 60% 呈急性炎症表现,肿块大时皮肤可呈橘皮样改变。40% 病人开始即为慢性炎症,表现为乳晕旁肿块,边界不清,可有皮肤粘连和乳头凹陷。有些肿块可以逐步软化、破溃,形成瘘管,经久不愈,反复发作。急性期应予抗炎治疗,炎症消退后若肿块仍存在,则需手术切除,做包括周围部分正常乳腺组织的肿块切除术加病理。

4. 乳腺结核

是由结核分枝杆菌所致乳腺组织的慢性炎症。好发于中、青年女性。病程较长,发展较缓慢。初起时多为孤立结节,逐渐形成一个至数个肿块,易与皮肤粘连。根据病理确诊后进行抗结核治疗或作包括周围正常乳腺组织在内的乳腺区段切除。

完善的诊断除确定乳腺癌的病理类型外,还需记录疾病发展程度及范围,以便制定术后辅助治疗方案,比较治疗效果以及判断预后。现多数采用美国癌症联合委员会(AJCC 2009 年第七版)建议的 T(原发癌瘤)、N(区域淋巴结)、M(远处转移)分期法。内容如下：T_x：原发肿瘤无法评估；T_0：无原发肿瘤的证据；T_{is}：原位癌(非浸润性癌及未查到肿块的乳头湿疹样乳腺癌)；T_1：癌瘤长径≤2cm；T_2：癌瘤长径>2cm，≤5cm；T_3：癌瘤长径>5cm；T_4：不论肿瘤大小，直接侵犯胸壁和(或)皮肤(溃疡或皮肤结节)，仅仅真皮浸润不纳入 T_4 范畴；N_x：区域淋巴结无法评估；N_0：同侧腋窝无肿大淋巴结；N_1：同侧Ⅰ、Ⅱ水平腋窝淋巴结转移，可活动；N_2：同侧Ⅰ、Ⅱ水平腋窝淋巴结转移，固定或融合；或有同侧内乳淋巴结转移临床征象，无腋窝淋巴结转移临床征象；N_3：同侧锁骨下淋巴结(Ⅲ水平腋窝淋巴结)转移，伴或不伴有Ⅰ、Ⅱ水平腋窝淋巴结转移受累；或有同侧内乳淋巴结转移临床征象，并伴有Ⅰ、Ⅱ水平腋窝淋巴结转移；或有同侧锁骨上淋巴结转移，伴或不伴有腋窝或内乳淋巴结受累；M_0：无远处转移的临床或影像学证据；通过传统的临床和影像学方法发现的远处转移，和(或)组织学证实超过 0.2mm 的远处转移。

根据以上情况进行组合，可把乳腺癌分为以下各期：0 期：$T_{is}N_0M_0$；Ⅰ期：$T_1N_0M_0$；Ⅱ期：$T_0 \sim 1N_1M_0$，$T_2N_0 \sim 1M_0$，$T_3N_0M_0$；Ⅲ期：$T_0 \sim 2N_2M_0$，$T_3N_1 \sim 2M_0$，T_4 任何 NM_0，任何 TN_3M_0；Ⅳ期：包括 M_1 的任何 TN。

以上分期以临床检查为依据，同时还应结合术后病理检查结果进行判断。

(七)预防

由于病因尚不清楚，目前尚难以提出确切的病因学预防(一级预防)。但重视乳腺癌的早期发现(二级预防)，经过普查将提高乳腺癌的检出率，改善生存。

(八)治疗

乳腺癌现在的主要治疗手段是以手术为主的综合治疗。对病灶仍局限于局部及区域淋巴结的病人，手术治疗是首选。手术适应证为国际临床分期的 0、Ⅰ、Ⅱ及部分Ⅲ期的病人。已有远处转移、全身情况差、主要脏器有严重疾病、年老体弱不能耐受手术者属手术禁忌。

1. 手术治疗

早年以局部切除及全乳房切除术治疗乳腺癌。当时的治疗结果悲观，手术死亡率达 1.7%~23%，3 年生存率为 4.7%~30%。19 世纪末美国医师 Wiliam Stewart Halsted 以局部解剖为基础，提出乳腺癌是局部区域性疾病，其转移方式是由局部病灶转移至区域淋巴结以后再发生血行转移。自 1894 年 Halsted 提出乳腺癌根治术(即整块切除乳房、胸肌和区域淋巴结)后，开创了乳腺癌外科史上的新纪元，成为以后 60 余年全世界乳腺癌外科治疗的经典术式，是乳腺外科乃至整个现代肿瘤医学发展的里程碑。20世纪40年代末,当时的外科医生认为早期乳腺癌病人术后生存率不佳的原因可能是手术没有切净肿瘤,发现一部分淋巴结回流至内乳淋巴结,结果扩大根治术和超根治术应运而生。20世纪60年代Patey和Auchincloss在病理生理学的发展基础上提出了乳腺癌的改良根治。在20世纪70年代以后开展了改良根治术,目前已成为乳腺癌常用的手术方式。20世纪80年代在Bernard Fisher提出乳腺癌生物学模式和腋窝淋巴结区域转移的理论基础上,通过NSABP B-06试验及早期乳腺癌协作组(EBCTCG)报道了应运而生的保乳手术的起步和以保乳手术为主的综合治疗。20世纪90年代,由于乳腺癌手术模式的改变,从强调广泛切除、局部和区域根治向保留器官和最小幅度的损伤发展,向器官重塑和恢复身体外形、减少并发症、重建病人生活自信迈进,提出了乳癌术后乳房重建及前哨淋巴结活检的应用。

(1)乳腺癌根治术(radical mastectomy):手术应包括整个乳房、胸大肌、胸小肌、腋窝及锁骨下淋巴结的整块切除。有多种切口设计方法,可采取横或纵行棱形切口,皮肤切除范围一般距肿瘤3cm,手术范围上至锁骨,下至腹直肌上段,外至背阔肌前缘,内至胸骨旁或中线。该术式可清除腋下组(胸小肌外侧)、腋中组(胸小肌深面)及腋上组(胸小肌内侧)三组淋巴结。

(2)乳腺癌扩大根治术(extensive radical mastectomy):即在Halsted的基础上,同时切除第2、3肋软骨及相应的肋间肌、胸廓内动、静脉及其周围淋巴结(即胸骨旁淋巴结)。

(3)乳腺癌改良根治术(modified radical mastectomy):有两种术式:①Patey手术:是保留胸大肌,切除胸小肌加腋窝淋巴结清扫;②Auchincloss手术:保留胸大、小肌、清扫除腋上组淋巴结以外的各组淋巴结。

(4)全乳房切除术(total mastectomy):手术必须切除整个乳腺,包括腋尾部及胸大肌筋膜。该术式适宜于原位癌、微小癌及年迈体弱不宜做根治术者。

(5)保留乳房的乳腺癌切除术(lumpectomy and axillary dissection):手术应包括完整切除肿块及腋淋巴结清扫。肿块切除时要求肿块周围组织切缘无肿瘤细胞浸润。术后辅以放疗,近年来发展了术中同步放疗。

(6)乳癌根治术后乳房重建术(radical mastectomy and breast reconstruction):包括即刻和延期乳房重建,可采用自体组织(背阔肌皮瓣、腹直肌皮瓣、臀大肌肌皮瓣等)、人造材料(乳房假体)或联合重建(自体组织+乳房假体)。乳房重建有利于改善病人的生活质量。

腋淋巴结转移状况是判断乳腺癌预后和指导选择辅助治疗的最重要指标。目前腋淋巴结清扫是造成上肢水肿、疼痛、感觉及功能障碍等乳腺癌术后并发症的主要原因。为了降低并发症,20世纪后期,乳腺癌腋窝的外科处理发生了革命性的变化,诞生了一种微创的、能高度准确检测腋窝转移的方法,即前哨淋巴结的活检术。前哨淋巴结活检(sentinel lymph node biopsy)指患侧腋窝中接受乳腺癌淋巴引流的第一站淋巴结,常采用联合方法(示踪剂+染料),目前国内较多采用的是^{99m}Tc的硫胶体+亚甲蓝,显示后切除活检,根据前哨淋巴结的病理结果决定腋淋巴结是否清扫(尤其对临床腋淋巴结阴性的乳腺癌病人最为获益)。

关于手术方式的选择目前尚有分歧,但没有一个手术方式能适合各种情况的乳腺癌。手术方式的选择还应根据病理分型、疾病分期、手术医师的习惯、病人家属意愿及辅助治疗的条件而定。对可切除的乳腺癌病人,手术应达到局部及区域淋巴结能最大限度地清除,以提高生存率,然后再考虑外观及功能。在综合辅助治疗较差的地区,乳腺癌根治术还是比较适合的手术方式。胸骨旁淋巴结有转移者如术后无放疗条件可行扩大根治术。

2. 化学药物治疗(chemotherapy)

一个多世纪以来,乳腺癌外科手术治疗取得了重大进展,但尽管外科手术将局限性病变的肉眼肿块完整切除,病人最后却发生了复发和转移,最终死于乳腺癌。针对以上情况,1958年美国NSABP-01、1975年美国NSABP B-05及1977年意大利Bonadonna根据大量临床病例观察术后化疗可以降低病人术后复发率,延长生存率,是辅助化疗发展史上的一个里程碑。乳腺癌是实体瘤中应用化疗最有效的肿瘤之一,化疗在整个治疗中占有重要地位。由于手术尽量去除了肿瘤负荷,残存的肿瘤细胞易被化学抗癌药物杀灭。一般认为辅助化疗应于术后早期应用,联合化疗的效果优于单药化疗,辅助化疗应达到一定剂量,治疗期不宜过长,以6个疗程为宜。

经典化疗方案:CMF(C:环磷酰胺,M:甲氨蝶呤,F:氟尿嘧啶)。

目前常用化疗方案:①CAF(C:环磷酰胺,A:多柔比星,F:氟尿嘧啶);②TAC(T:多西他赛,A:多柔比星,C:环磷酰胺);③蒽环类和紫杉类序贯方案,AC→T/P(P:紫杉醇)。

化疗前病人应常规检查血常规及肝肾功能,白细胞>$4×10^9$/L,血红蛋白>80g/L,血小板>$50×10^9$/L。

目前有主张乳腺癌术前化疗即新辅助化疗(neoadjuvant chemotherapy),由Haagensen和Stout在20世纪70年代最早提出,最初是作为不可手术局部进展期乳腺癌的起始化疗。2001年,NSABP B-18随机临床研究结果显示术前新辅助化疗疗效至少与术后辅助化疗一致,并发现许多原本不可手术病人接受新辅助化疗后再接受手术治疗,明显延长了生存期。新辅助化疗目前多用于Ⅲ期病例,可预测肿瘤对药物的敏感性,并使肿瘤缩小,有利于降级降期。另外,对于有保乳意愿者也可先行新辅助化疗后可提高保乳手术率。术前化疗前应做空芯针穿刺活检,取得组织学诊断及雌激素受体(ER)、孕激素受体(PgR)、HER-2 和 Ki-67 的结果。药物可选用蒽环类和紫杉类联合化疗方案,一般术前完成辅助化疗的总疗程数后,术后可不化疗。

3. 内分泌治疗(endocrinotherapy)

1896 年,Beatson 首次报告切除双侧卵巢后,乳腺肿瘤明显缩小,揭开了乳腺癌内分泌治疗的序幕。20 世纪 70 年代雌激素受体(ER)的检测及他莫昔芬的问世成了乳腺癌内分泌治疗的里程碑。癌肿细胞中 ER 含量高者,称激素依赖性肿瘤,这些病例对内分泌治疗有效。而 ER 含量低者,称激素非依赖性肿瘤,这些病例对内分泌治疗效果差。因此,除对手术切除标本做病理检查外,还应常规作免疫组化检测雌激素受体和孕激素受体(PgR)状态,不仅可帮助选择辅助治疗方案,对判断预后也有一定作用。

他莫昔芬系非甾体激素的抗雌激素药物,其结构式与雌激素相似,可在靶器官内与雌二醇争夺 ER,他莫昔芬、ER 复合物能影响 DNA 基因转录,从而抑制肿瘤细胞生长。临床应用表明,该药可降低乳腺癌病人术后复发及转移,同时可减少对侧乳腺癌的发生率,对 ER,PgR 阳性的绝经后妇女效果尤为明显。他莫昔芬的用量为 20mg/d,一般服用 5 年。部分病人(如高危复发)可考虑延长至 10 年。该药安全有效,副作用有潮热、恶心、呕吐、静脉血栓形成、眼部副作用、阴道干燥或分泌物增多。长期应用后小部分病例可能发生子宫内膜癌,已引起关注,但后者发病率低,预后良好。故乳腺癌术后辅助应用他莫昔芬是利多弊少。

绝经后妇女雌激素来源主要来自体内肾上腺雄激素的转化,芳香化酶是雄激素转化为雌激素的限速酶。对于绝经后乳腺癌病人的内分泌治疗,近年来 ATAC 研究确立了芳香化酶抑制剂在绝经后乳腺癌病人术后内分泌治疗的地位。芳香化酶抑制剂用于绝经后病人效果优于他莫昔芬。目前常用的芳香化酶抑制剂有来曲唑、阿那曲唑、或芳香化酶水解剂依西美坦。

4. 放射治疗(radiotherapy)

放射治疗是乳腺癌综合治疗的重要组成部分。1972 年英国发表了第一个Ⅲ期临床试验比较了乳腺癌标准根治术和病灶局部扩大切除术加术后放疗的疗效差别。1976 年 NSABP B-06 试验结果表明保乳术后加行放疗可降低同侧乳腺内复发。因此,在保留乳房的乳腺癌手术后,应于肿块局部广泛切除后给予较高剂量的放射治疗。目前根治术后不做常规放疗,而对复发高危病例,可行术后放疗,降低局部复发率。其指征如下:①原发肿瘤最大径≥5cm,或肿瘤侵及乳腺皮肤、胸壁;②腋窝淋巴结转移≥4枚;③淋巴结转移1~3枚的$T_{1~2}$,当腋窝清扫不彻底或淋巴结检测不彻底也应考虑放疗。

5. 生物治疗(biotherapy)

HER2基因是与乳腺癌预后密切联系的癌基因。当HER2过表达时,细胞会因过度刺激而造成不正常的快速生长,最终导致乳腺癌发生。曲妥珠单抗是一种重组DNA衍生的人源化单克隆抗体,能选择性地作用于HER2,降低乳腺癌复发。国外2000年NSABP-31和NCCTG N9831试验表明在AC方案后联合应用曲妥珠单抗治疗HER2阳性早期乳腺癌病人带来明显的临床益处,可以降低病人40%的复发风险和37%的死亡风险。近年来还出现一些新的乳腺癌靶向治疗新药,如帕妥珠单抗、T-DM1、索拉非尼等。乳腺癌的生物治疗和化疗的有机结合将成为乳腺癌综合治疗的新观念。

第五章 胸部损伤

第一节 概 述

创伤是造成40岁以下人群死亡的最主要的因素。胸部损伤约占所有创伤死亡病例的25%,死亡率约为十万分之四十。

(一)分类

根据损伤暴力性质不同,胸部损伤(chest trauma or thoracic trauma)分为钝性伤和穿透伤;根据损伤是否造成胸膜腔与外界沟通,可分为开放伤和闭合伤。钝性胸部损伤(blunt thoracic trauma)由减速性、挤压性、撞击性或冲击性暴力所致,损伤机制复杂,多有肋骨或胸骨骨折,常合并其他部位损伤,伤后早期容易误诊或漏诊;器官组织损伤以钝挫伤与挫裂伤为多见,心肺组织广泛钝挫伤后继发的组织水肿常导致急性呼吸窘迫综合征、心力衰竭和心律失常,钝性伤病人多数不需要开胸手术治疗。穿透性胸部损伤(penetrating thoracic trauma)由火器、刃器或锐器致伤,损伤机制较清楚,损伤范围直接与伤道有关,早期诊断较容易;器官组织裂伤所致的进行性出血是导致病人死亡的主要原因,相当部分穿透性胸部损伤病人需要开胸手术治疗。

(二)伤情评估

及时正确地认识最直接威胁病人生命的紧急情况及其损伤部位至关重要。病史询问的重点为致伤因素、受伤时间、伤后临床表现和处置情况。体格检查应注意生命体征、呼吸道通畅情况,胸部伤口位置及外出血量,胸廓是否对称、稳定,胸部呼吸音及心音情况,是否存在皮下气肿、颈静脉怒张和气管移位等。结合病史与体格检查,估计损伤部位和伤情进展速度。在能够转运或送到医院的伤员中,应警惕是否存在可迅速致死的气道阻塞、张力性气胸、心脏压塞、开放性气胸、进行性血胸与严重的连枷胸等情况。诊断较困难的致命性胸部损伤为:创伤性主动脉破裂、气管支气管损伤、钝性心脏损伤、膈肌损伤、食管损伤和严重肺挫伤。

(三)紧急处理

包括入院前急救处理和入院后急诊处理两部分。

1. 院前急救处理

包括基本生命支持与严重胸部损伤的紧急处理。基本生命支持的原则为：维持呼吸通畅、给氧，控制外出血，补充血容量，镇痛、固定长骨骨折、保护脊柱（尤其是颈椎），并迅速转运。威胁生命的严重胸外伤需在现场施行特殊急救处理：张力性气胸需放置具有单向活瓣作用的胸腔穿刺针或闭式胸腔引流；开放性气胸需迅速包扎和封闭胸部伤口，安置上述穿刺针或引流管；对大面积胸壁软化的连枷胸有呼吸困难者，予以人工辅助呼吸。

2. 院内急诊处理

要抓住抢救黄金时间进行有效的急诊处理。对于怀疑有出血或气胸的病人，胸腔闭式引流对于病情判断和治疗都有重要意义，是院内急诊处理最重要的措施之一。仅有少部分的胸部损伤病人需要行急诊开胸手术（emergency department thoracotomy EDT）。有下列情况时应行急诊开胸探查手术：①胸腔引流>1500ml，或每小时引流>200ml；②胸腔内大量血凝块；③心脏压塞；④胸内大血管损伤；⑤严重肺裂伤或气管、支气管损伤；⑥食管破裂；⑦胸壁大块缺损；⑧胸内存留较大的异物；⑨膈疝。

第二节　肋骨骨折

肋骨骨折（rib fracture）是最常见的胸部损伤，超过40%的胸部损伤的病人存在肋骨骨折。第1～3肋骨粗短，且有锁骨、肩胛骨保护，不易发生骨折；一旦骨折说明致伤暴力巨大，常合并锁骨、肩胛骨骨折和颈部腋部血管神经损伤。第4～7肋骨长而薄，最易折断。第8～10肋前端肋软骨形成肋弓与胸骨相连，第11～12肋前端游离，弹性较大，均不易骨折；若发生骨折，应警惕腹内脏器和膈肌同时受损伤。多根多处肋骨骨折可使局部胸壁失去完整肋骨支撑而软化，出现反常呼吸运动，即吸气时软化区胸壁内陷，呼气时外突，又称为连枷胸。

（一）临床表现

肋骨骨折断端可刺激肋间神经产生明显胸痛，在深呼吸、咳嗽或转动体位时加剧。胸痛使呼吸变浅、咳嗽无力，呼吸道分泌物增多、潴留，易致肺不张和肺部感染等并发症。胸壁可有畸形，局部明显压痛，时有骨摩擦音，挤压胸部可使局部疼痛加重（胸廓挤压征），有助于与软组织挫伤鉴别。骨折断端向内移位可刺破胸膜、肋间血管和肺组织，产生血胸、气胸、皮下气肿或咯血。骨折断端移位可能造成迟发性血胸或血气胸。连枷胸呼吸时两侧胸腔压力不均衡使纵隔左右移动,称为纵隔扑动(mediastinal flutter)。连枷胸常伴有广泛肺挫伤,挫伤区域的肺间质或肺泡水肿可导致氧弥散障碍,出现肺换气障碍所致的低氧血症。胸部 X 线片可显示肋骨骨折断裂线和断端错位,但不能显示前胸肋软骨骨折。

(二)治疗

处理原则为有效控制疼痛、胸部物理治疗和早期活动。

有效镇痛能增加钝性胸部损伤病人肺活量、潮气量、功能残气量、肺顺应性和血氧分压,降低气道阻力和连枷段胸壁的反常活动。镇痛的方法包括静脉镇痛法、肋间神经阻滞法、胸膜内镇痛法和硬膜外镇痛法。硬膜外镇痛法(epidural analgesia,EDA)能提供最佳可控的持续镇痛效果,而无静脉镇痛法存在的抑制咳嗽、呼吸的副作用;肋间神经阻滞法镇痛短暂;胸膜腔内镇痛法因麻醉药物重力分布和稀释而镇痛效果不稳定,且有抑制膈神经功能的副作用。

固定肋骨骨折和控制胸壁反常呼吸运动有多种方法,如多带条胸布、弹性胸带、胶布固定法,而胸壁外牵引固定术因效果有限而较少应用。因其他原因需开胸手术时,可用不锈钢丝、克氏针,或使用近年出现的多种肋骨专用内固定器固定肋骨断端。连枷胸病人出现明显呼吸困难,呼吸频率>35 次/分钟或<8 次/分钟,动脉血氧饱和度<90%或动脉血氧分压<60mmHg,动脉二氧化碳分压>55mmHg,应气管插管机械通气支持呼吸。正压机械通气能纠正低氧血症,还能控制胸壁反常呼吸运动。

开放性肋骨骨折的胸壁伤口需彻底清创,固定肋骨断端。如胸膜已穿破,需放置闭式胸腔引流。手术后应用抗生素预防感染。

第三节　胸骨骨折

胸骨骨折(sternum fracture)通常由暴力直接作用所致,最常见的是交通事故中驾驶员胸部撞击方向盘。大多数胸骨骨折为横断骨折,好发于胸骨柄与体部交界处或胸骨体部。胸骨旁多根肋软骨骨折,可能发生胸骨浮动,导致连枷胸。胸骨骨折容易合并钝性心脏损伤,气管、支气管和胸内大血管及其分支损伤。

(一)临床表现

胸骨骨折病人有明显胸痛、咳嗽,呼吸和变动体位时疼痛加重,伴有呼吸浅快、咳嗽无力和呼吸道分泌物增多等。胸骨骨折部位可见畸形,局部有明显压痛。骨折断端移位通常为骨折下断端向前，上断端向后，两者可重叠。侧位和斜位 X 线平片可发现胸骨骨折断裂线。

（二）治疗

单纯胸骨骨折的治疗主要为镇痛、胸部物理治疗和防治并发症。

胸骨骨折需高度警惕与密切观察是否存在隐匿的钝性心肌挫伤，防治可能致死的并发症，如心律失常、心力衰竭，详见本章第八节。

断端移位的胸骨骨折应在全身情况稳定的基础上，尽早复位。一般可在局部麻醉下采用胸椎过伸、挺胸、双臂上举的体位，借助手法将重叠在上方的骨折端向下加压复位。手法复位勿用暴力，以免产生合并伤。骨折断端重叠明显、估计手法复位困难，或存在胸骨浮动的病人，需在全麻下进行手术复位。在骨折断端附近钻孔，用不锈钢丝予以固定，或采用近年出现的胸骨固定器。

第四节　气　胸

胸膜腔内积气称为气胸（pneumothorax）。多由于肺组织、气管、支气管、食管破裂，空气逸入胸膜腔，或因胸壁伤口穿破胸膜，外界空气进入胸膜腔所致。根据胸膜腔损伤及压力情况，气胸可以分为闭合性气胸、开放性气胸和张力性气胸三类。

（一）闭合性气胸（close pneumothorax）

胸膜内压力仍低于大气压。胸膜腔积气量决定伤侧肺萎陷的程度。伤侧肺萎陷使肺呼吸面积减少，将影响肺通气和换气功能，通气血流比率也失衡。伤侧胸内负压减少可引起纵隔向健侧移位。根据胸膜腔内积气的量与速度，轻者病人可无明显症状，重者有呼吸困难。体检可能发现伤侧胸廓饱满，呼吸活动度降低，气管向健侧移位，伤侧胸部叩诊呈鼓音，呼吸音降低。胸部 X 线检查可显示不同程度的胸膜腔积气和肺萎陷，伴有胸腔积液时可见液平面。

一旦确定气胸，需积极进行胸膜腔穿刺术，或闭式胸腔引流术，尽早排除胸膜腔积气，促使肺早期膨胀。

（二）开放性气胸（open pneumothorax）

外界空气随呼吸经胸壁缺损处自由进出胸膜腔。呼吸困难的严重程度与胸壁缺损的大小密切相关，胸壁缺损直径>3cm 时，胸膜腔内压力与大气压相等。由于伤侧胸膜腔内压力显著高于健侧，纵隔向健侧移位，使健侧肺扩张也明显受限。呼、吸气时，两侧胸膜腔压力出现周期性不均等变化，吸气时纵隔移向健侧，呼气时又回移向伤侧。这种纵隔扑动和移位会影响腔静脉回心血流,引起循环障碍。

1. 临床表现

主要为明显呼吸困难、鼻翼扇动、口唇发绀、颈静脉怒张。伤侧胸壁有随气体进出胸腔发出吸吮样声音的伤口,称为吸吮伤口(sucking wound)。气管向健侧移位,伤侧胸部叩诊鼓音,呼吸音消失,严重者伴有休克。胸部 X 线平片显示伤侧胸腔大量积气,肺萎陷,纵隔移向健侧。

2. 急救处理要点

将开放性气胸立即变为闭合性气胸,赢得时间,并迅速转送。使用无菌敷料或清洁器材制作不透气敷料和压迫物,在伤员用力呼气末封盖吸吮伤口,并加压包扎。转运途中如伤员呼吸困难加重,应在呼气时开放密闭敷料,排出高压气体后再封闭伤口。

3. 医院的急诊处理

给氧,补充血容量,纠正休克;清创、缝合胸壁伤口,并作闭式胸腔引流;给予抗生素,鼓励病人咳嗽排痰,预防感染;如疑有胸腔内脏器严重损伤或进行性出血,应开胸探查。

4. 闭式胸腔引流术的适应证

①中、大量气胸,开放性气胸,张力性气胸;②胸腔穿刺术治疗肺无法复张者;③需使用机械通气或人工通气的气胸或血气胸者;④拔除胸腔引流管后气胸或血胸复发者;⑤剖胸手术。方法为:根据临床诊断确定插管的部位,气胸引流一般在前胸壁锁骨中线第 2 肋间隙,血胸则在腋中线与腋后线间第 6 或第 7 肋间隙。取半卧位,消毒后在胸壁全层做局部浸润麻醉,切开皮肤,钝性分离肌层,经肋骨上缘置入带侧孔的胸腔引流管。引流管的侧孔应深入胸腔内 2~3cm。引流管外接闭式引流装置,保证胸腔内气、液体克服 3~4cmH$_2$O 的压力能通畅引流出胸腔,而外界空气、液体不会吸入胸腔。术后经常挤压引流管以保持管腔通畅,定时记录引流液量。引流后肺复张良好,已无气体和大量液体排出,可在病人深吸气后屏气时拔除引流管,并封闭伤口。

(三)张力性气胸(tension pneumothorax)

为气管、支气管或肺损伤处形成活瓣,气体随每次吸气进入胸膜腔并积累增多,导致胸膜腔压力高于大气压,又称为高压性气胸。伤侧肺严重萎陷,纵隔显著向健侧移位,健侧肺受压,导致腔静脉回流障碍。由于胸膜腔内膜高于大气压,使气体经支气管、气管周围疏松结缔组织或壁层胸膜裂伤处进入纵隔或胸壁软组织,形成纵隔气肿(mediastinal emphysema)或面、颈、胸部的皮下气肿(subcutaneous emphysema)。

张力性气胸病人表现为严重或极度呼吸困难、烦躁、意识障碍、大汗淋漓、发绀。气管明显移向健侧,颈静脉怒张,多有皮下气肿。伤侧胸部饱满,叩诊呈鼓音;听诊呼吸音消失。胸部 X 线检查显示胸腔严重积气,肺完全萎陷、纵隔移位,并有纵隔和皮下气肿征象。胸腔穿刺时高压气体可将针芯向外推移。不少病人有脉搏细快、血压降低等循环障碍表现。

张力性气胸是可迅速致死的急危重症。院前或院内急救需迅速使用粗针头穿刺胸膜腔减压,在紧急时可在针柄部外接剪有小口的柔软塑料袋、气球或避孕套等,使胸腔内高压气体易于排出,而外界空气不能进入胸腔。进一步处理应安置闭式胸腔引流,使用抗生素预防感染。闭式引流装置的排气孔外接可调节恒定负压的吸引装置,可加快气体排除,促使肺复张。待漏气停止 24 小时后,X 线检查证实肺已复张,方可拔除胸腔引流管。持续漏气而肺难以复张时,需考虑开胸手术探查或电视胸腔镜手术探查。

第五节　血　胸

胸膜腔积血称为血胸(hemothorax),与气胸同时存在称为血气胸(hemopneumothorax)。胸腔内任何组织结构损伤出血均可导致血胸。体循环动脉、心脏或肺门部大血管损伤可导致大量血胸,其压迫伤侧肺,推移纵隔挤压健侧肺,影响肺扩张及呼吸功能。由于血容量丢失,胸腔负压减少和纵隔推移所致腔静脉扭曲,阻碍静脉血回流,影响循环功能。当胸腔内迅速积聚大量血液,超过肺、心包和膈肌运动所起的去纤维蛋白作用时,胸腔内积血发生凝固,形成凝固性血胸(coagulating hemothorax)。凝血块机化后形成纤维板,限制肺与胸廓活动,损害呼吸功能。血液是良好的培养基,经伤口或肺破裂口侵入的细菌,会在积血中迅速滋生繁殖,引起感染性血胸(infective hemothorax),最终导致脓血胸(pyohemothorax)。持续大量出血所致胸膜腔积血称为进行性血胸(progressive hemothorax)。受伤一段时间后,因活动致肋骨骨折处的断端移位刺破肋间血管或血管破裂处血凝块脱落而出现的胸腔内积血,称为迟发性血胸(delayed hemothorax)。

(一)临床表现

与出血量、速度和个人体质有关。一般而言,成人血胸量≤0.5L 为少量血胸;0.5~1.0L 为中量;>1.0L 为大量。伤员会出现不同程度的面色苍白、脉搏细速、血压下降和末梢血管充盈不良等低血容量休克表现;并有呼吸急促,肋间隙饱满,气管向健侧移位,伤侧叩诊浊音和呼吸音减低等表现。立位胸部 X 线片可发现 200ml 以上的血胸,卧位时胸腔积血≥1000ml 也容易被忽略。超声、CT 对血胸诊断很有帮助。胸膜腔穿刺抽出不凝固的血可明确诊断。进行性血胸的诊断:①持续脉搏加快、血压降低,经补充血容量血压仍不稳定;②闭式胸腔引流量每小时超过 200ml,持续 3 小时;③血红蛋白量、红细胞计数和血细胞比容进行性降低,引流胸腔积血的血红蛋白量和红细胞计数与周围血相接近。感染性血胸的诊断:①有畏寒、尚热等感染的全身表现;②抽出胸腔积血 1ml,加入 5ml 蒸馏水,无感染呈淡红透明状,出现混浊或絮状物提示感染;③胸腔积血无感染时红细胞/白细胞计数比例应与周围血相似,即 500∶1,感染时白细胞计数明显增力口,比例达 100∶1;④积血涂片和细菌培养发现致病菌。当闭式胸腔引流量减少,而体格检查和影响学检查发现血胸仍存在,应考虑凝固性血胸。

(二)治疗

非进行性血胸可根据积血量多少,采用胸腔穿刺或闭式胸腔引流术治疗。原则上应及时排出积血,促使肺复张,改善呼吸功能,并使用抗生素预防感染。由于血胸持续存在会增加发生凝固性或感染性血胸的可能性,因此闭式胸腔引流术的指征应放宽。进行性血胸应及时行探查手术。凝固性血胸应尽早手术,清除血块,剥除胸膜表面血凝块机化而形成的包膜。感染性血胸应保证胸腔引流通畅,排尽积血积脓;若无明显效果或肺复张不良,应尽早手术清除感染性积血,剥离脓性纤维膜。近年电视胸腔镜已用于凝固性血胸、感染性血胸的处理,具有手术创伤小、疗效确切、术后病人恢复快等优点。

第六节　肺损伤

根据损伤的组织学特点,肺损伤包括肺裂伤、肺挫伤和肺爆震(冲击)伤。肺裂伤伴有脏层胸膜裂伤者可发生血气胸,而脏层胸膜完整则多形成肺内血肿。肺爆震伤由爆炸产生的高压气浪或水波浪冲击损伤肺组织,详见创伤和战伤的章节。肺挫伤大多为钝性暴力所致,引起肺和血管组织钝挫性损伤,在伤后炎症反应中毛细血管通透性增加,炎性细胞聚集和炎性介质释放,使损伤区域发生充血、水肿,大面积肺间质和肺泡水肿则引起换气障碍,导致低氧血症。

肺裂伤所致血气胸的诊断与处理如前所述。肺内血肿大多在胸部 X 线检查时发现,表现为肺内圆形或椭圆形、边缘清楚、密度增高的团块状阴影,常在 2 周至数月自行吸收。肺挫伤病人表现为呼吸困难、咯血、血性泡沫痰及肺部啰音,重者出现低氧血症。常伴有连枷胸。X 线胸片出现斑片状浸润影,一般伤后 24~48 小时变得更明显,CT 检查诊断准确率高。治疗原则:①及时处理合并伤;②保持呼吸道通畅;③氧气吸入;④限量晶体液输入;⑤低氧血症、呼吸衰竭病人积极机械通气支持。

第七节 气管与支气管损伤

气管、支气管损伤(tracheobronchial injury,TBI)常见于钝性胸部损伤病人,其发病率约为 0.2%~8%。气管、支气管损伤在受伤早期极易漏诊,仅有不到 30% 的病人在伤后 24 小时内得到确诊。其发生的可能机制为:①胸部受压时骤然用力屏气,气管和支气管内压力骤增引发破裂;②胸部前后方向挤压使两肺移向侧方,气管分叉处强力牵拉导致主支气管起始部破裂;③减速和旋转产生的剪切力作用于肺门附近主支气管,产生破裂;④头颈部猛力后仰,气管过伸使胸廓入口处气管断裂。

(一)主支气管损伤(major bronchial injury)

多发生在距隆凸 2~3cm 的主支气管。左主支气管较长,损伤机会较多。纵隔内主支气管断裂而纵隔胸膜完整时,表现为严重纵隔与皮下气肿;胸腔内主支气管断裂或纵隔胸膜破损时,多表现为张力性气胸。完全断裂的主支气管,可借助于黏膜回缩、血凝块和增生肉芽而封闭残端,导致远端肺完全不张。由于细菌不能经支气管进入远端肺,因而较少继发感染。部分断裂的残端可因纤维组织增生导致管腔瘢痕狭窄和肺膨胀不全,细菌进入引流不畅的支气管内,容易继发感染,甚至导致支气管扩张与肺纤维化。

1. 临床表现

表现为咳嗽、咯血、呼吸困难、纵隔和皮下气肿、张力性气胸或张力性血气胸。具备以下情况之一者应怀疑存在主支气管损伤:①胸部损伤存在严重纵隔和皮下气肿;②张力性气胸;③安置闭式胸腔引流后持续漏气且肺不能复张;④胸部 X 线正位片显示肺不张,肺尖降至主支气管平面以下,侧位片发现气体聚积在颈深筋膜下方。纤维支气管镜检有助于确定诊断和判断损伤部位。

2. 治疗

首先应保持呼吸道通畅、纠正休克和缓解张力性气胸。应尽早开胸探查,行支气管修补成形手术。早期手术有助于肺复张、防止支气管狭窄,而且手术操作较容易。晚期手术病人都存在肺不张,能否保留肺的关键在于远端肺能否复张,对于不能复张的肺应作肺叶或全肺切除。手术并发症为气管、支气管再狭窄,支气管胸膜瘘和脓胸。

(二)气管损伤(tracheal injury)

颈前部钝性暴力可导致喉气管分离、气管破裂或断裂,也可引起多个气管软骨环破坏,致气管软化而发生窒息。胸骨骨折断端向后移位可刺伤胸内段气管。最常见的穿透性损伤是刎颈引起气管部分或完全断裂。气管损伤常合并颈椎、甲状腺、食管和颈部大血管损伤。

1. 临床表现

钝性气管损伤的临床表现为咳嗽、喘鸣、呼吸困难、发音改变、咯血、颈部皮下或纵隔气肿。有的病人伴有胸骨骨折。穿透性气管损伤可发现颈胸部的伤道,伤口处常可有气体随呼吸逸出。病人常有咯血,颈部和纵隔气肿。

2. 治疗

应紧急行气管插管,阻止血液与分泌物流入远端气管,保持呼吸道通畅。气管横断或喉气管分离时远端气管可能回缩入胸腔,需紧急作颈部低位横切口,切开气管旁筋膜,手指探查后用组织钳夹住远断端,插入气管导管。气管插管困难时可插入纤维支气管镜,再引入气管插管。麻醉插管时以及彻底清除呼吸道分泌物之前,忌用肌肉松弛剂。修补吻合时如有气管壁严重挫伤,可切除 2~4 个气管环,再作吻合手术。

第八节　心脏损伤

心脏损伤(cardiac injury)可分为钝性心脏损伤与穿透性心脏损伤。

(一)钝性心脏损伤(blunt cardiac injury)

多由胸前区撞击、减速、挤压、高处坠落、冲击等暴力所致,心脏在等容收缩期遭受钝性暴力打击最易致伤。其严重程度与钝性暴力的撞击速度、质量、作用时间、心脏舒缩时相和心脏受力面积有关。轻者多为无症状的心肌挫伤,重者甚至为心脏破裂。钝性心脏破裂伤员绝大多数死于事故现场,极少数可以通过有效的现场急救而成功地送达医院。临床上最常见的是心肌挫伤,轻者仅引起心外膜至心内膜下心肌出血、少量心肌纤维断裂;重者可发生心肌广泛挫伤、大面积心肌出血坏死,甚至心内结构,如瓣膜、腱索和室间隔等损伤。心肌挫伤后修复可能遗留瘢痕,甚至日后发生室壁瘤。严重心肌挫伤的致死原因多为严重心律失常或心力衰竭。

1. 临床表现及诊断

轻度心肌挫伤可能无明显症状,中重度挫伤可出现胸痛、心悸、气促,甚至心绞痛等。病人可能存在胸前壁软组织损伤和胸骨骨折。心肌挫伤(myocardial contusion)的诊断主要依赖临床医师的警惕性与辅助检查。常用的辅助检查为:①心电图:可存在 ST 段抬高、T 波低平或倒置,房性、室性早搏或心动过速等心律失常;②超声心动图:可显示心脏结构和功能改变,食管超声心动图可减少胸部损伤时经胸探头检查的痛苦,还能提高心肌挫伤的检出率;③心肌酶学检测:传统的检测为磷酸肌酸激酶及其同工酶(CK,CK-MB)和乳酸脱氢酶及其同工酶(LDH,LDH$_1$,LDH$_2$)的活性测定。近年来已采用单克隆抗体微粒子化学发光或电化学法检查磷酸肌酸激酶同工酶(CK-MB-mass)的质量测定和心肌肌钙蛋白(cardiac troponin,cTn)I 或 T(cTn I or cTnT)测定。前者的准确性优于同工酶活性测定,后者仅存在于心房和心室肌内,不会因骨骼肌损伤影响检测值,特异性更高。

2. 治疗

主要为休息、严密监护、吸氧、镇痛等。临床特殊治疗主要针对可能致死的并发症,如心律失常和心力衰竭。这些严重并发症一般在伤后早期出现,但也有迟发者。心肌挫伤后是否会发生严重并发症常难以预测,如果病人的血流动力学不稳定、心电图异常或上述心肌标志物异常,应转入 ICU 监护治疗。

(二)穿透性心脏损伤(penetrating cardiac injury)

多由火器、刃器或锐器致伤。火器导致心脏贯通伤时多数伤员死于受伤现场,低射速火器伤常致盲管伤,异物留存于心脏也较常见。窄而短刃器锐器致伤多为盲管伤,常能送达医院救治。穿透性心脏损伤好发的部位依次为右心室、左心室、右心房和左心房;此外,还可导致房、室间隔和瓣膜装置损伤。

1. 临床表现及诊断

其病理生理及临床表现取决于心包、心脏损伤程度和心包引流情况。致伤物和致伤动能较小时,心包与心脏裂口较小,心包裂口易被血凝块阻塞而引流不畅,导致心脏压塞。表现为静脉压升高、颈静脉怒张,心音遥远、心搏微弱,脉压小、动脉压降低的贝克三联征(Beck's triad)。迅速解除心脏压塞并控制心脏出血,可以成功地挽救病人生命。致伤物和致伤动能较大时,心包和心脏裂口较大,心包裂口不易被血凝块阻塞,大部分出血流人胸腔,导致失血性休克。即使解除心脏压塞,控制出血,也难迅速纠正失血性休克,抢救困难。少数病人由于伤后院前时间短,就诊早期生命体征尚平稳,仅有胸部损伤史与胸部心脏投影区较小伤口,易延误诊断和抢救时机。

诊断要点:①胸部伤口位于心脏体表投影区域或其附近;②伤后时间短;③贝克三联征或失血性休克和大量血胸的体征。穿透性心脏伤的病情进展迅速,依赖胸部 X 线、心电图、超声波、超声心动图,甚至心包穿刺术明确诊断都是耗时、准确性不高的方法。对于伤后时间短、生命体征尚平稳、不能排除心脏伤者,应在具备全身麻醉手术条件的手术室,在局麻下扩探伤道以明确诊断,避免延误抢救的最佳时机。

2. 治疗

已有心脏压塞或失血性休克者,应立即施行开胸手术。在气管插管全身麻醉下,切开心包缓解压塞,控制出血,迅速补充血容量。大量失血者需回收胸腔内积血,经大口径输液通道回输。情况稳定后,采用无损伤带针缝线加垫修补心脏裂口。心脏介入诊治过程中发生的医源性心脏损伤,多为导管尖端戳伤。因其口径较小,发现后应立即终止操作、拔除心导管,给予鱼精蛋白中和肝素抗凝作用,进行心包穿刺抽吸积血,多能获得成功,避免开胸手术。

穿透性心脏损伤经抢救存活者,应注意心脏内有无残留的异物及其他病变,如创伤性室间隔缺损、瓣膜损伤、创伤性室壁瘤、心律失常、假性动脉瘤或反复发作的心包炎等。应重视对出院后的病人进行随访,及时发现心脏内的残余病变,做出相应的处理。

第九节　膈肌损伤

根据致伤暴力不同,膈肌损伤(diaphragmatic injury)可分为穿透性或钝性膈肌伤。穿透性损伤多由火器或刃器致伤,伤道的深度与方向直接与受累的胸腹脏器有关,多伴有失血性休克。钝性损伤的致伤暴力大,损伤机制复杂,常伴有多部位损伤,膈肌损伤往往被其他重要脏器损伤的表现所掩盖而漏诊,至数年后发生膈疝才被发现。

(一)穿透性膈肌损伤(penetrating diaphragmatic injury)

下胸部或上腹部穿透性损伤都可能累及膈肌,造成穿透性膈肌损伤。穿透性暴力同时伤及胸部、腹部内脏和膈肌,致伤物人口位于胸部,称为胸腹复合伤(thoracoabdominal injuries);致伤物入口位于腹部,称为腹胸复合伤(abdominothoracic injuries)。受损胸部脏器多为肺与心脏,受损腹部脏器右侧多为肝、左侧常为脾,其他依次为胃、结肠、小肠等。火器伤动能大、穿透力强、多造成贯通伤,甚至造成穹隆状膈肌多处损伤;刃器则多导致盲管伤。穿透性暴力所致单纯膈肌伤较为少见。胸腹或腹胸复合伤除了躯体伤口处大量外出血、失血性休克等临床表现外,一般多同时存在血胸、血气胸、心包积血,腹腔积血、积气和空腔脏器穿孔所致的腹膜炎体征。床旁超声检查可快速、准确地判断胸腹腔积血情况。胸腔穿刺术和腹腔穿刺术是判断胸腹腔积血的简单而有效的措施。胸腹部 X 线检查和 CT 检查虽然有助于明确金属异物存留、血气胸、腹内脏器疝入胸腔、膈下游离气体和腹腔积血,但检查需耗费时间和搬动病人,伤情危重者需慎重选择。

穿透性膈肌损伤应急症手术治疗。首先处理胸部吸吮伤口和张力性气胸,输血补液纠正休克,并迅速手术。根据伤情与临床表现选择经胸和(或)经腹切口,控制胸腹腔内出血,仔细探查胸腹腔器官,并对损伤的器官与膈肌予以修补。

(二)钝性膈肌损伤(blunt diaphragmatic injury)

多由于膈肌附着的胸廓下部骤然变形和胸腹腔之间压力梯度骤增引起膈破裂。交通事故和高处坠落是导致钝性膈肌损伤最常见原因,随着汽车速度增加与安全带使用,钝性膈肌损伤日益多见。约90%的钝性膈肌损伤发生在左侧,可能与位于右上腹的肝减缓暴力作用和座椅安全带的作用方向有关。钝性伤所致膈肌裂口较大,有时达 10cm 以上,常位于膈肌中心腱和膈肌周边附着处。腹内脏器很容易通过膈肌裂口疝入胸腔,常见疝入胸腔的腹内脏器依次为胃、脾、结肠、小肠和肝。严重钝性暴力不单可致膈肌损伤,还常导致胸腹腔内脏器挫裂伤,并常伴有颅脑、脊柱、骨盆和四肢等多部位伤。血气胸和疝入胸腔的腹腔脏器引起肺受压和纵隔移位,导致呼吸困难、伤侧胸部呼吸音降低,叩诊呈浊音或鼓音等。疝入胸腔的腹内脏器发生嵌顿与绞窄,可出现腹痛、呕吐、腹胀和腹膜刺激征等消化道梗阻或腹膜炎表现。值得注意的是膈肌破裂后初期可能不易诊断,临床体征和胸部 X 线检查结果均缺乏特异性,CT 检查有助于诊断。由于进入肠道的气体和造影剂可将疝入肠袢的部分梗阻转变为完全梗阻,故禁行肠道气钡双重造影检查。膈疝病人应慎作胸腔穿刺或闭式胸腔引流术,因为可能伤及疝入胸腔的腹内脏器。怀疑创伤性膈疝者,禁用充气的军用抗休克裤,以免增加腹内压。

一旦高度怀疑或确诊为创伤性膈破裂或膈疝,而其他脏器合并伤已稳定者,应尽早进行膈肌修补术。视具体伤情选择经胸或经腹手术径路。无论选择何种手术径路,外科医师均应准备两种不同径路的手术野,以备改善术中显露之需。仔细探查胸腹腔内脏器,并予以相应处理。使用不吸收缝线修补膈肌裂口,清除胸腹腔内积液,并置闭式胸腔引流。

第十节　创伤性窒息

创伤性窒息(traumatic asphyxia)是钝性暴力作用于胸部所致的上半身广泛皮肤、黏膜的末梢毛细血管瘀血及出血性损害。当胸部与上腹部受到暴力挤压时,病人声门紧闭,胸腔内压力骤然剧增,右心房血液经无静脉瓣的上腔静脉系统逆流,造成末梢静脉及毛细血管过度充盈扩张并破裂出血。

临床表现为面、颈、上胸部皮肤出现针尖大小的紫蓝色瘀点和瘀斑,以面部与眼眶部为明显。口腔、球结膜、鼻腔黏膜瘀斑,甚至出血。视网膜或视神经出血可导致暂时性或永久性视力障碍。鼓膜破裂可致外耳道出血、耳鸣、甚至听力障碍。伤后多数病人有暂时性意识障碍、烦躁不安、头昏、谵妄,甚至四肢痉挛性抽搐,瞳孔可扩大或极度缩小,上述表现可能与脑内轻微点状出血和脑水肿有关。若有颅内静脉破裂,病人可发生昏迷,甚至死亡。创伤性窒息所致的出血点及瘀斑,一般于2~3周后自行吸收消退。一般病人,需在严密观察下进行对症处理,有合并伤者应针对具体伤情给予积极治疗。

第六章　肺部疾病

第一节　概　述

自 1913 年 Meltzer 和 Auer 建立气管内麻醉,1931 年 Nisson、1932 年 Shenstone 和 1933 年 Graham 等开始进行肺切除手术以来,肺外科经历了近百年的发展,已经比较成熟。

目前,肺外科的手术方法包括:肺修补术、肺活检术、各式肺切除术、肺移植术以及电视胸腔镜辅助下各种微创肺手术。肺切除术是肺外科最基本的术式,包括全肺切除术、肺叶切除术、肺段切除术、肺楔形切除术和非典型的局限性肺切除术;根据病情的需要还可以进行更为复杂的支气管成形肺叶切除术、支气管和血管成形肺切除术、扩大的全肺切除术(同时切除胸壁、胸膜、部分左心房、大血管等)、纵隔淋巴结清扫术、肺减容术或体外循环下肺切除术等。

肺部手术对人体的损伤较大,可以造成呼吸循环紊乱,危及病人的生命安全。因此,肺外科医师必须:①全面分析病史、体检、化验、影像等各种辅助检查资料,对病人所患的肺疾病进行准确的诊断和鉴别诊断;对病人的心肺功能、全身状况和对肺手术的耐受性进行正确的评估,确定病人是否需要和适合进行肺手术。②进行充分的术前准备,尤其是呼吸循环功能方面和控制感染等准备;③取得麻醉医师的密切配合,实施高质量的气管内麻醉处理。④对肺、支气管、肺血管、胸膜腔、纵隔、心脏大血管的解剖、生理、病理知识具有十分深入的理解,熟练掌握精细而准确的肺外科手术技巧,全面贯彻微创外科理念。⑤术后严密监测呼吸循环功能,胸腔引流,注重围术期肺保护,防止肺不张、肺感染、心肺功能不全,及其他手术合并症。这样才能使病人安全度过围术期,达到治疗和快速康复的目的。

适于手术治疗的常见肺部疾病有:①先天性肺疾病。②感染性肺疾病:肺脓肿、支气管扩张症、肺结核、肺真菌病、肺棘球蚴病等。③肺肿瘤:肺癌、肺肉瘤、癌肉瘤、肺转移瘤和支气管腺瘤、类癌、腺样囊性癌等恶性肿瘤;肺错构瘤、硬化性血管瘤、纤维瘤、脂肪瘤等良性肿瘤。④肺血管病如慢性肺栓塞,肺动静脉瘘等。⑤肺大疱、肺气肿以及肺间质病。

第二节　肺气肿和肺大疱

肺气肿(pulmonary emphysema)是常见的严重危害人类健康的慢性阻塞性肺疾病(chronic obstructive pulmonary disease,COPD),其病理特征为终末细支气管远端气腔的永久性异常性扩张,伴有气腔壁的破坏而无明显的纤维化。病变肺组织回缩力降低,呼吸时小气道塌陷造成阻塞。肺泡壁破坏使肺组织内形成直径>1cm 的充气空腔称为肺大疱(pulmonary bullae),也称大疱性肺气肿(bullous emphysema)。

(一)病因、病理及分型

肺气肿和肺大疱的病因很多,如反复发作的肺、支气管感染,支气管哮喘、吸烟、长期吸入粉尘或有害气体,大气污染以及遗传性疾病、α_1-抗胰蛋白酶缺乏症等。

上述病因所致的炎症、支气管痉挛等造成小气道的狭窄和活瓣性气道梗阻,致使肺泡过度充气膨胀;由于气道压力升高,使气道壁毛细血管供血减少,引起营养障碍,使气道壁弹性减退,气道壁组织破坏,终末细支气管塌陷,又进一步促进了肺气肿的形成。由于小支气管活瓣性梗阻造成部分肺组织的肺泡高度膨胀,肺泡壁破坏、肺泡互相融合,形成充气的空腔,即为肺大疱。

按照终末细支气管与肺泡组织病理变化,可将肺气肿分为:①肺泡中央型;②全肺泡型;③肺泡远端型;④大疱型肺气肿四种基本类型和许多不同病因的亚型(详见《内科学》教材的有关部分)。肺大疱的病理形态可分为三型:Ⅰ型,狭颈肺大疱;Ⅱ型,宽基底部表浅肺大疱;Ⅲ型,宽基底部深部肺大疱。

临床上通常将肺气肿分为三类:①代偿性肺气肿,肺泡组织无破坏,不是真正的肺气肿,只是部分肺组织的过度膨胀,以充填肺不张或肺手术后遗留的空腔;②弥漫性肺气肿即真性肺气肿,为常见的慢性阻塞肺疾病;③大疱性肺气肿,即肺大疱,病人可无弥漫性肺气肿,肺组织相对较正常,也可合并弥漫性肺气肿。

肺气肿时肺泡腔扩大,肺弹性回缩力降低,病人呼气气流速率降低,肺容量增加,肺顺应性下降,气道阻力增加;由于肺泡毛细血管大量破坏,通气与血流比率失调,死腔量增加,CO_2 排出受阻而致 CO_2 潴留;肺泡弥散功能下降,导致低血氧,造成慢性呼吸功能不全。如有感染或其他诱因,最终可导致呼吸衰竭。由于肺血管床面积减少,肺血管收缩而致肺动脉高压,右心负担加重,导致肺源性心脏病。病人胸部呈桶状扩张,膈肌下降,呼吸肌负荷增加,引起呼吸肌疲劳。以上的病理生理改变导致病人进行性呼吸困难,活动能力下降,进一步加重肺心病和呼吸衰竭,严重威胁病人的健康和生命。

（二）临床表现

肺气肿的典型表现为逐渐加重的呼吸困难,低氧血症,CO_2潴留,肺心病及呼吸衰竭(详见《内科学》教材相关部分)。

单个小的肺大疱,可无症状;体积大的多发性肺大疱则可产生不同程度的呼吸困难。肺大疱破裂合并自发性气胸,可产生严重的呼吸困难和胸痛。肺大疱合并感染可有咳嗽、发热、肺部阴影等表现。

（三）诊断

胸部 X 线检查是诊断肺气肿、肺大疱的基本方法。弥漫性肺气肿的 X 线胸片可见肺野透亮度增加,肺容量扩大,肋间隙增宽,膈影下降,膈穹隆变平。CT 显示小范围肺组织破坏,其中有小的透亮区,血管纹理变细。

肺大疱的 X 线胸片表现为大小不一、圆形或椭圆形的透亮空腔。多个肺大疱靠拢在一起可呈多面状,一般不与较大支气管直接相连,无液面,支气管造影剂也不能进入。由于肺大疱有一定的张力,其周围的肺组织受压而致部分肺不张,肺纹理聚拢,透亮度减低。肺大疱可以相互融合形成占位很大的空腔,需与局限性气胸相鉴别。CT 可以清楚地显示肺大疱的形状、内部间隔情况及与周围肺组织的关系,并可发现小的肺大疱(直径约 1cm)。

肺大疱破裂发生自发性气胸,可见肺组织被不同程度地挤压向肺门。

肺功能检查呈阻塞性通气功能障碍,如肺容积扩大、残气量增加、第一秒用力呼气容量和最大通气量下降等。

重症病人血气分析可发现动脉血氧分压下降、CO_2潴留、血氧饱和度降低等。

（四）治疗

弥漫性肺气肿主要采用内科治疗,如吸氧、控制支气管感染、应用支气管解痉药物等,以缓解和减轻临床症状,减慢和防止发生呼吸衰竭;但目前临床上尚缺乏特效的药物和内科治疗方法。20 世纪 60 年代,肺移植技术的成功为弥漫性肺气肿、呼吸功能不全的治疗带来希望,但早期的肺移植术由于严重的排异反应、感染、支气管吻合口瘘、呼吸衰竭等原因,成功率很低。80 年代末 Cooper 等人对肺移植进行了大规模的临床试验,取得重大进展,使肺移植病人有可能获得长期生存。后来,他们又将 1957 年 Brantigan 首创的肺减容手术进行了改进,成功地应用于终末期肺气肿病人的外科治疗,取得了良好的效果。

肺气肿肺减容手术通过切除病变最严重的部分肺组织,一般为一侧肺容积的

20%～30%,恢复剩余肺组织的弹性回缩力,减轻胸廓内压,改善呼吸功能。经国内外临床应用,肺减容术近期效果良好,一般可维持两年,远期效果有待提高。

体积较大的肺大疱,临床上有症状,而肺部无其他病变的病人,手术切除肺大疱,可以使受压肺组织复张,呼吸面积增加,气道阻力减低,动脉血氧饱和度增加,改善呼吸困难症状。手术应尽量保留健康的肺组织,一般宜行肺大疱切除缝合术或部分肺切除术。手术现多采用经电视胸腔镜施行。

肺大疱合并自发性气胸,可以经胸穿、胸腔闭式引流或电视胸腔镜行肺大疱切除、肺大疱结扎以及胸膜粘连术而治愈。

第三节　支气管扩张

支气管扩张(bronchiectasis)是由于支气管壁和周围肺组织的炎症性破坏所致。

(一)病因与病理

多由后天性疾病引起,如幼儿期的百日咳、麻疹、支气管肺炎、肺结核常常诱发支气管扩张。感染与支气管阻塞两种互为因果的因素在支气管扩张的形成与发展中起着主要的作用。严重的肺炎和反复感染引起支气管壁结构发生破坏;继而支气管壁发生纤维化、失去弹性;由于支气管周围组织的炎症、皱缩和牵拉而导致支气管扩张。由于支气管内分泌物、脓块的阻塞及支气管旁炎性肿大淋巴结及其他病变的压迫,造成支气管的阻塞,又加重了感染,使支气管进一步扩张。

先天性支气管壁软骨和支持组织发育不良的病人,更易发生感染和支气管扩张,如常染色体隐性纤毛运动功能不良综合征(Kartagener syndrome),即内脏器官转位、鼻窦炎和支气管扩张三联征;免疫球蛋白缺乏症及 α_1-抗胰蛋白酶缺乏症等。

支气管扩张最常发生于肺段第3～4级支气管支。根据扩张的形态可分为柱状扩张、囊状扩张和混合型扩张。管腔和囊腔内淤积着感染性分泌物,有的支气管还可因炎症瘢痕纤维化皱缩而狭窄或闭塞,造成肺不张或肺内多发性小脓肿。通常,支气管扩张在下叶比上叶多见。先天性缺陷者多为弥漫性支气管扩张。

(二)临床表现与诊断

临床表现主要为咳痰、咯血,反复发作呼吸道和肺部感染。病人排痰量多,为黄绿色黏液性脓痰,甚至有恶臭。体位改变,尤其是清晨起床时可能诱发剧烈咳嗽,大量咳痰,这可能是由于扩张的支气管内积存的痰液引流到近端气道,引起刺激所致。有时痰中带血或大量咯血。病程久者可有贫血、营养不良、杵状指(趾)等征象。肺部听诊常可闻及局限的湿啰音和呼气性啰音。

通过病史、体检、X 线胸片和特异诊断方法,可以明确支气管扩张的诊断,以及支气管扩张的部位、范围和程度。过去多采用支气管造影作为诊断支气管扩张的国际标准"金标准",近年来随着高分辨率 CT 及支气管影像重建技术的广泛开展,支气管造影在临床已较少应用。

(三)外科治疗

手术是治疗支气管扩张的主要手段。

1. 手术适应证

一般情况较好,心、肝、肾等重要器官功能均无异常者,可按下列情况选择不同手术方式:①病变局限于一段或一叶者,可作肺段或肺叶切除术。②病变若侵犯一侧多叶甚至全肺,而对侧肺的功能良好,可做多叶甚至一侧全肺切除术。③双肺病变,若一侧肺的肺段或肺叶病变显著,而另侧病变轻微,估计咳痰或咯血主要来自病重的一侧,可作单侧肺段或肺叶切除术。④双侧病变,若病变范围占总肺容量不超过 50%,切除后不致严重影响呼吸功能者,可根据情况对双侧病变行一期或分期手术;一般先切除病重的一侧,分期间隔时间至少半年。⑤双侧病变范围广泛,一般不宜作手术治疗。但若反复咯血不止,积极内科治疗无效,能明确出血部位,可进行支气管动脉栓塞等介入治疗,或切除出血的病肺以抢救生命。

2. 手术禁忌证

①一般情况差,心、肺、肝、肾功能不全,不能耐受手术者;②病变范围广泛,切除病肺后可能严重影响呼吸功能者;③合并肺气肿、哮喘或肺源性心脏病者。

3. 术前准备

(1)术前检查:除按大手术常规检查外,需作痰培养和药物敏感试验,以指导临床用药。术前应根据支气管造影或 CT 检查决定手术范围和一期或分期手术。但应待造影剂基本排净后才能进行手术。为了观察咯血来源,或明确有无肿瘤、异物等,必要时可考虑作纤维支气管镜检查。心肺功能检查属重要检查项目。临床上一般可按活动能力、登楼高度及运动使心跳加速后的恢复时间等粗略估计心功能,再结合心电图、超声心动图等进行综合分析。作肺通气功能和血液气体分析等检查,了解肺功能和组织供氧情况。

(2)控制感染和减少痰量:为了防止术中、术后并发窒息或吸入性肺炎,应在术前应用有效抗生素。尽可能将痰液控制在 50ml/d 以下。指导病人行体位引流及抗生素超声雾化吸入,有利于排痰。咯血病人不宜做体位引流术。

(3)支持疗法:由于病人慢性消耗,常有营养不良,故宜给予高蛋白、高维生素饮食;纠正贫血;清除其他慢性感染灶,以防诱发呼吸道感染。

4. 手术方法

手术在全麻气管插管下进行,为防止术中患侧支气管扩张囊腔中的痰液溢入健侧,造成窒息或健侧肺不张和感染等,必须采用双腔支气管插管,术中加强监护,经常吸痰。

支气管扩张肺切除的方法与一般肺切除术相同。但由于支气管周围炎症及肺感染造成明显的粘连,有时分离肺血管和支气管有一定困难,渗血较多。术中应仔细分离,避免损伤肺叶血管造成大出血;还应注意防止肺实质中支气管扩张囊腔破裂造成术野感染。近年来,对于病变局限、感染较轻的病人,有人主张行胸腔镜下的病变肺段切除术,此法技术要求高,但可较多地保留病人的肺组织。

5. 术后处理

在完全苏醒前和苏醒后 6~12 小时应有专人护理。24~48 小时内应细致观察血压、脉搏、呼吸变化;详细记录胸液引流量、尿量和体温。特别注意胸膜腔引流管通畅情况、肺复张后的呼吸音和是否有缺氧现象。常规给予吸氧。术后 24 小时内,胸膜腔引流液量一般为 500ml 左右。如有大量血性液体流出,或每小时超过 100ml,应考虑胸腔内有活动性出血,应给予紧急处理,包括再次开胸止血等措施。

帮助改变体位和咳嗽排痰。早期雾化吸入抗生素和溶解稀释痰液的药物,有助于痰的液化咳出。呼吸道内有分泌物不能排出时,可插鼻导管吸痰,防止肺不张。若采用上述排痰方法无效,必要时可用纤维支气管镜吸痰,甚至作气管切开。有严重呼吸功能不全时,可用呼吸机施行人工辅助呼吸。

支气管扩张手术切除后,疗效多较满意。症状消失或明显改善者约占 90% 左右。术后有残余症状者,多为残留病变,或因术后残腔处理不当,残留的肺叶或肺段支气管发生扭曲,致支气管扩张复发。

第四节　肺脓肿

肺脓肿(pulmonary abscess)系肺组织感染化脓,形成含有脓液的空腔。

(一)病因与病理

分为原发性和继发性两类,前者见于各种细菌或口鼻咽部化脓病灶的脓液,在睡眠、昏迷、全麻时经气道吸入,引起肺组织感染化脓;或严重的肺炎形成脓肿。后者见于邻近器官的感染或脓肿,如膈下脓肿、肝脓肿等破入肺内而形成脓肿,或血行感染等在肺内形成脓肿,如脓毒症的迁徙性肺脓肿等。病原菌可以是金黄色葡萄球菌、铜绿假单胞菌(绿脓杆菌)、肺炎球菌、溶血性链球菌、大肠埃希菌、肺炎杆菌等。病理可见肺组织感染、化脓、坏死、液化,周围肺组织及胸膜炎性病变,小支气管阻塞及支气管扩张;随着病程的延长,肺组织中可形成含气液的空腔。

(二)临床表现与诊断

急性期肺脓肿病人,可有高热、寒战、咳嗽、咳出脓痰、血痰或咯血、胸痛等症状。若急性期感染未能控制,脓液未能全部引流或吸收,症状可持续存在,逐步转入慢性期,通常6~12周左右,病人仍有一定程度的发热、咳嗽、咳脓痰,或大咯血,并有消瘦、贫血、营养不良和杵状指等全身消耗症状。

X线胸片可见肺内致密阴影中有1个或数个空腔,形成透亮区或气液面,个别病人仅有肺部致密阴影。

根据病史及X线征象,肺脓肿诊断一般无困难。病程长,慢性脓肿,症状不典型者需与肺癌形成空洞、结核空洞、肺囊肿继发感染等鉴别,需进一步作胸部CT、痰液的结核菌检查、支气管镜等检查。

(三)治疗

急性肺脓肿通常经内科治疗即可治愈。针对细菌培养选择敏感抗生素;体位引流,促进排痰;辅以支气管镜吸痰、胸部物理治疗以及支持治疗等。少数病人,如抗生素治疗无效.张力性肺脓肿等可采用经皮穿刺导管引流术。

慢性肺脓肿多数需行手术治疗。通常行肺叶切除术。手术适应证:①慢性肺脓肿经内科治疗超过3个月,症状或X线表现未见改善;②不能排除癌肿形成肺脓肿;③有大咯血史,为防止再次咯血窒息者。术前应进行充分的准备,应用大剂量敏感广谱抗生素控制感染,积极体位引流排痰,尽量将痰液控制在每天50ml以下,避免手术中痰液堵塞大支气管或流人健肺。加强营养,详细了解心肺肝肾脑等重要器官功能,并予支持治疗;纠正凝血机制紊乱等。常规采用全身麻醉双腔支气管插管进行手术,以免术中翻身时痰液溢入健肺。术中应小心分离粘连,勿损伤邻近肺叶的血管及胸内其他器官。

早年肺切除术治疗肺脓肿死亡率较高。随着抗生素的发展,适应证掌握良好,麻醉和手术技术的提高,术前准备和术后处理的完善,手术死亡率已很低,手术效果满意。

第五节　肺结核的外科治疗

肺结核(pulmonary tuberculosis)是由结核分枝杆菌引起的肺部感染,是常见的慢性传染病,其传染途径为飞沫吸入呼吸道。

60年前,有效的抗结核药物尚未发明,肺结核流行肆虐,成为危害人类健康的重要问题。当时主要的治疗方法是疗养和外科治疗。肺结核的外科治疗是当时胸外科的主要业务,如肺萎陷疗法、肺切除、胸廓成形术等。有效的结核化疗药物的发明和发展,改变了整个结核病的治疗局面。长期随访的结果表明,多数病人药物治疗与手术治疗效果同样好,外科手术治疗的适应证已很少。

肺结核外科治疗的选择主要依赖于病变的性质和病人的具体情况。外科治疗是肺结核综合治疗的一个组成部分,术前术后必须应用有效抗结核药配合治疗,同时采用各种支持疗法,增强病人的抵抗力,防止和减少手术并发症和病变的复发。目前常用的外科治疗措施为肺切除术和胸廓成形术。肺切除术可以切除肺结核病灶,是最为有效的治疗方法。胸廓成形术是将不同数目的肋骨节段行骨膜下切除,使该部分胸壁下陷后靠近纵隔,并使其下面的肺得到萎陷,因而是一种萎陷疗法。手术可一期或分期完成。如需切除肋骨的数目多和范围较大,应分期手术,以避免术后发生胸壁反常呼吸运动造成有害的生理变化。

近30年来,由于胸廓成形术治疗肺结核的局限性和术后并发脊柱畸形等缺点,目前已很少采用;而肺切除术已经普及,且疗效更满意。但对于一些不宜做肺切除术的病人,胸廓成形术仍不失为一种可供选择的外科疗法。此外,它还可为某些病人创造接受肺切除术的条件。

(一)肺切除术

1.适应证

(1)肺结核空洞:不易闭合的厚壁空洞和巨大空洞,及支气管阻塞引流不畅的张力空洞;萎缩疗法不能闭合的下叶空洞等空洞型病变多采用手术治疗。

(2)结核性球形病灶(结核球):直径大于2cm的干酪样病灶不易愈合,有时溶解液化成为空洞,故应切除。有时结核球难以与肺癌鉴别,或并发肺泡癌或瘢痕癌,故应及早作手术切除。

(3)毁损肺:肺叶或一侧全肺毁损,有广泛的干酪病变、空洞、纤维化和支气管狭窄或扩张。肺功能已基本丧失,药物治疗难以奏效;或已成为感染源,反复发生化脓菌或真菌感染。

（4）结核性支气管狭窄或支气管扩张：瘢痕狭窄可造成肺段或肺叶不张。结核病灶及肺组织纤维化又可造成支气管扩张，继发感染，引起反复咳痰、咯血。

（5）反复或持续咯血：经药物治疗无效，病情危急，经纤维支气管镜检查确定出血部位，可将出血病肺切除以挽救生命。

（6）其他：如胸廓成形术后仍有排菌，有条件者可考虑切除治疗；诊断不确定的肺部块状阴影或原因不明的肺不张。

2. 禁忌证

①肺结核正在扩展或处于活动期，全身症状重，血沉等基本指标不正常；②一般情况和心肺代偿能力差；③合并肺外其他脏器结核病，经过系统的抗结核治疗，病情仍在进展或恶化者。

3. 术前准备与术后处理

除按一般肺切除术的处理外，还应注意：

（1）由于多数病人已长期应用多种、大量抗结核药物，因而需要详细询问、统计、分析病情后再定出初步手术时机和方案。有耐药性的病人，应采用新的抗结核药物作术前准备，必要时静脉滴注。

（2）痰菌阳性者应作支气管镜检，观察有无支气管内膜结核。有内膜结核者应继续抗结核治疗，直到病情稳定。

（3）术后继续抗结核治疗至少6~12个月。若肺切除后有胸内残腔，而余肺内尚有残留病灶，宜考虑同期或分期加作胸廓成形术。

4. 术后并发症

肺结核手术治疗可能发生一些并发症，尤其在抗结核药物治疗不充分或术前准备不当时，更易发生。

（1）支气管胸膜瘘：结核病病人的发生率显然比非结核病者为高，原因有：①支气管残端有内膜结核，致愈合不良；②残端有感染或胸膜腔感染侵蚀支气管残端，引起炎性水肿或缝线脱落致残端裂开。

若胸膜腔内有空气液平，经排液10~14天后仍持续存在，加上病人有发热，刺激性咳嗽，术侧在上卧位时加剧，咳出血性痰液，应疑为并发支气管胸膜瘘。向胸膜腔内注入亚甲蓝液1~2ml后，如病人咳出蓝色痰液即可确诊。

瘘的处理取决于术后发生瘘的时间。早期可重新手术修补瘘口。较晚者宜安置闭式引流，排空感染的胸膜腔内液体。若引流4~6周瘘口仍不闭合，需按慢性脓胸处理。

(2)顽固性含气残腔:大多不产生症状,多数病人数月后逐渐消失。少数有呼吸困难、发热、咯血或持续肺泡漏气等征象,可按支气管瘘处理。

(3)脓胸:结核病的肺切除后遗留的残腔易并发感染引起脓胸,其发病率远较非结核病者为高。诊治原则同一般脓胸。

(4)结核播散:若在术前能采用有效的抗结核药物作术前准备,严格掌握手术适应证和手术时机,特别是痰菌阴性者,本并发症并不多见。相反,痰菌阳性,活动性结核未能有效控制,加上麻醉技术、术后排痰技术不当以及并发支气管瘘等因素,均可导致结核播散。

上述各并发症常互相影响,较少单独发生。故应注意结核病治疗的整体性,方能获得较好的疗效。

(二)胸廓成形术

已较少应用,仅在一些特殊情况下采用,如:①上叶空洞,但中下叶亦有结核病灶,若做全肺切除,则损伤太大,肺功能丧失过多;若仅作上叶切除,术后中下肺叶可能代偿性膨胀,致残留病灶恶化;可同期或分期加作胸廓成形术。②一侧广泛肺结核灶,痰菌阳性,药物治疗无效,一般情况差不能耐受全肺切除术,但支气管病变不严重者。

第六节　肺肿瘤

肺肿瘤包括原发性和转移性肿瘤。肺原发性肿瘤中多数为恶性肿瘤,最常见的是肺癌,肉瘤则较少见。肺良性肿瘤也较少见。肺转移瘤中,绝大多数为其他器官组织的恶性肿瘤经血行播散到肺部。

一、肺癌

肺癌(lung cancer)大多数起源于支气管黏膜上皮,因此也称支气管肺癌(broncho-pulmonary carcinoma)。肺癌的发病率和死亡率正在迅速上升,而且是世界性的趋势。据统计,在发达国家和我国大城市中,肺癌的发病率已居男性各种肿瘤的首位。肺癌病人,男女之比约(3~5):1,但近年来女性肺癌的发病率也明显增加;发病年龄大多在40岁以上。

(一)病因

至今不完全明确。大量资料说明,长期大量吸烟是肺癌的一个致病因素。烟草燃烧时释放致癌物质,多年每日吸烟40支以上者,肺鳞癌和小细胞癌的发病率比不吸烟者高4~10倍。

某些工业部门和矿区职工,肺癌的发病率较高,可能与长期接触石棉、铬、镍、铜、锡、砷、放射性物质等致癌物质有关。城市居民肺癌的发病率比农村高,可能与大气污染和烟尘中致癌物质较高有关。因此,应该提倡不吸烟,并加强工矿和城市环境保护工作。

人体内在因素如免疫状态、代谢活动、遗传因素、肺部慢性感染等,也可能对肺癌的发病有影响。

近来,在肺癌分子生物学方面的研究表明,癌基因,如 Ras 家族、MFC 家族;抑癌基因,如 P53 以及其他基因,如表皮生长因子及其受体转化生长因子价 B1 基因、nm23-H1 基因等表达的变化与基因突变同肺癌的发病有密切关系。

（二）病理

肺癌起源于支气管黏膜上皮。肿瘤可向支气管腔内和(或)邻近的肺组织生长,并可通过淋巴、血行或经支气管转移扩散。肿瘤的生长速度和转移扩散的情况与肿瘤的组织学类型、分化程度等生物学特性有一定关系。

右肺肺癌多于左肺,上叶多于下叶。起源于支气管、肺叶支气管的肺癌,位置靠近肺门者称中心型肺癌;起源于肺段支气管以下的肺癌,位于肺周围部分者称周围型肺癌。

1.分类

2004 年世界卫生组织(WHO)对肺癌的病理分类进行了修订,按细胞类型将肺癌分为9 种:①鳞状细胞癌;②小细胞癌;③腺癌;④大细胞癌;⑤腺鳞癌;⑥多型性,肉瘤样或含肉瘤成分癌;⑦类癌;⑧唾液腺型癌。另外将不典型腺瘤样增生,原位癌等统称为侵袭前病变。

临床上取常见的肺癌主要分两大类:非小细胞肺癌(non-small cell lung cancer,NSCLC)和小细胞肺癌(small cell lung cancer,SCLC)。非小细胞肺癌又分为三种主要组织学类型:即鳞状细胞癌(squamous cell carcinoma)、腺癌(adenocarcinoma)和大细胞癌(large cell carcinoma)。这种分类方法十分重要,因为两类肺癌的治疗方法是不同的。

（1）非小细胞肺癌

①鳞状细胞癌(鳞癌):病人年龄大多在50 岁以上,男性占多数。大多起源于较大的支气管,常为中心型肺癌。虽然磷癌的分化程度不一,但生长速度较缓慢,病程较长,对放射和化学疗法较敏感。通常先经淋巴转移,血行转移发生较晚。

②腺癌：发病年龄较小，女性相对多见。多数起源于较小的支气管上皮，多为周围型肺癌；少数则起源于大支气管。早期一般无明显临床症状，往往在胸部 X 线检查时发现，表现为圆形或椭圆形分叶状肿块。一般生长较慢，但有时在早期即发现血行转移，淋巴转移则较晚发生。

细支气管肺泡癌是腺癌的一种类型，起源于细支气管黏膜上皮或肺泡上皮。发病率低，女性较多见，常位于肺野周围部分。一般分化程度较高，生长较慢，癌细胞沿细支气管、肺泡管和肺泡壁生长，而不侵犯肺泡间隔。淋巴和血行转移发生较晚，但可侵犯胸膜或经支气管播散到其他肺叶。

③大细胞癌：此型肺癌甚为少见，约半数起源于大支气管。细胞大，胞质丰富，胞核形态多样，排列不规则。大细胞分化程度低，常在发生脑转移后才被发现。预后很差。

（2）小细胞癌（未分化小细胞癌）：发病率比鳞癌低，发病年龄较轻，多见于男性。一般起源于大支气管，大多为中心型肺癌。细胞形态与小淋巴细胞相似，形如燕麦穗粒，因而又称为燕麦细胞癌。小细胞癌恶性程度高，生长快，较早出现淋巴和血行广泛转移。对放射和化学疗法虽较敏感，但在各型肺癌中预后最差。

此外，少数肺癌病例同时存在不同类型的肿瘤组织，如腺癌内有鳞癌组织，鳞癌内有腺癌组织或鳞癌与小细胞癌并存。这一类肿瘤称为混合型肺癌。

2. 转移

肺癌的扩散和转移，有下列几种主要途径：

（1）直接扩散：肺癌形成后，肿瘤沿支气管壁并向支气管腔内生长，可以造成支气管部分或全部阻塞。肿瘤可直接扩散侵入邻近肺组织，病变穿越肺叶间裂侵入相邻的其他肺叶。肿瘤的中心部分可以坏死液化形成癌性空洞。此外，随着肿瘤不断地生长扩大，还可侵犯胸内其他组织器官。肿瘤可侵犯脏层胸膜，继而侵犯壁层胸膜，造成胸膜转移和播散。

（2）淋巴转移：是常见的扩散途径。小细胞癌在较早阶段即可经淋巴转移。鳞癌和腺癌也常经淋巴转移扩散。癌细胞经支气管和肺血管周围的淋巴管道，先侵入邻近的肺段或肺叶支气管周围的淋巴结，然后根据癌所在部位，到达肺门或气管隆凸下淋巴结，或侵入纵隔和支气管淋巴结，最后累及锁骨上前斜角肌淋巴结和颈部淋巴结。纵隔和支气管以及颈部淋巴结转移一般发生在肺癌同侧，但也可以在对侧，即所谓交叉转移。肺癌侵入胸壁或膈肌后，可向腋下或上腹部主动脉旁淋巴结转移。

（3）血行转移：血行转移是肺癌的晚期表现。小细胞肺癌和腺癌的血行转移较鳞癌更为常见。通常癌细胞直接侵入肺静脉,然后经左心随着大循环血流而转移到全身各处器官和组织,常见的有肝、骨骼、脑、肾上腺等。

（三）临床表现

肺癌的临床表现与肿瘤的部位、大小、是否压迫或侵犯邻近器官以及有无转移等情况有着密切关系。早期肺癌特别是周围型肺癌往往无任何症状,大多在胸部X线检查时发现。肿瘤在较大的支气管内长大后,常出现刺激性咳嗽,极易误认为上呼吸道感染。当肿瘤继续长大影响引流,继发肺部感染时,可以有脓性痰液,痰量也较前增多。另一个常见症状是血痰,通常为痰中带血点、血丝或断续地少量咯血,大量咯血则少见。中心型肺癌的病人,由于肿瘤造成较大的支气管不同程度的阻塞,发生阻塞性肺炎和肺不张,临床上出现胸闷、哮喘、气促、发热和胸痛等症状。

晚期肺癌压迫、侵犯邻近器官和组织或发生远处转移时,可以产生下列征象:①压迫或侵犯膈神经,引起同侧膈肌麻痹。②压迫或侵犯喉返神经,引起声带麻痹、声音嘶哑。③压迫上腔静脉,引起面部、颈部、上肢和上胸部静脉怒张,皮下组织水肿,上肢静脉压升高。④侵犯胸膜,可引起胸膜腔积液,往往为血性、大量积液,可以引起气促;有时肿瘤侵犯胸膜及胸壁,可以引起持续性剧烈胸痛。⑤肿瘤侵入纵隔,压迫食管,可以引起吞咽困难。⑥肺上沟瘤,也称 Pancoast 肿瘤（Pancoast tumor）,可以侵入纵隔和压迫位于胸廓上口的器官或组织,如第一肋骨、锁骨下动脉和静脉、臂丛神经、颈交感神经和脊椎等,产生剧烈胸肩痛、上肢静脉怒张、水肿、臂痛和上肢运动障碍,同侧上眼睑下垂、瞳孔缩小、眼球内陷、面部无汗等颈交感神经综合征（Homer 综合征）。肺癌血行转移后,按累及的器官而产生不同症状。

少数肺癌病例,由于肿瘤产生内分泌物质,临床上呈现非转移性的全身症状:如骨关节病综合征（杵状指、骨关节痛、骨膜增生等）、CUshing 综合征、重症肌无力、男性乳腺增大、多发性肌肉神经痛等。这些症状在切除肺癌后可能消失。

（四）诊断

早期诊断具有重要意义。只有在病变早期得到诊断和治疗,才能获得较好的疗效。为此,应当广泛进行防癌的宣传教育,劝阻吸烟,建立和健全肺癌防治网。对 40 岁以上人群,定期进行胸部 X 线普查。中年以上久咳不愈或出现血痰,应提高警惕,并作检查。如胸部 X 线检查发现肺部有肿块阴影时,应首先考虑到肺癌的诊断,应作进一步检查,不能轻易放弃肺癌的诊断或拖延时间,必要时应剖胸探查。目前,80%的肺癌病例在明确诊断时已失去外科手术的机会,因此,如何提高早期诊断率是一个十分迫切的问题。诊断肺癌的主要方法有：

1. X 线检查和 CT

大多数肺癌可以经胸部 X 线片和 CT 检查获得临床诊断。

中心型肺癌早期 X 线胸片可无异常征象。当癌肿阻塞支气管，排痰不畅，远端肺组织发生感染，受累的肺段或肺叶出现肺炎征象。若支气管管腔被肿瘤完全阻塞，可产生相应的肺叶不张或一侧全肺不张。当癌肿发展到一定大小，可出现肺门阴影，由于肿块阴影常被纵隔组织影所遮盖，需作胸部 CT 检查才能显示清楚。

肿瘤侵犯邻近的肺组织和转移到肺门及纵隔淋巴结时，可见肺门区肿块，或纵隔阴影增宽，轮廓呈波浪形，肿块形态不规则，边缘不整齐，有时呈分叶状。纵隔转移淋巴结压迫膈神经时，可见膈肌抬高，透视可见膈肌反常运动。气管隆凸下肿大的转移淋巴结，可使气管分叉角度增大，相邻的食管前壁，也可受到压迫。晚期病例还可看到胸膜腔积液或肋骨破坏。

CT 可显示薄层横断面结构图像，避免病变与正常组织互相重叠，密度分辨率很高，可发现一般 X 线检查隐藏区（如肺尖、膈上、脊椎旁、心后、纵隔等处）的早期肺癌病变，对中心型肺癌的诊断有重要价值。CT 可显示位于纵隔内的肿瘤阴影、支气管受侵的范围、肿瘤的淋巴结转移以及对肺血管和纵隔内器官组织侵犯的程度，并可作为制定中心型肺癌的手术或非手术治疗方案的重要依据。

周围型肺癌最常见的 X 线表现，为肺野周围孤立性圆形或椭圆形块影，直径从 1~2cm 到 5~6cm 或更大。块影轮廓不规则，可呈现小的分叶或切迹，边缘模糊毛糙，常显示细短的毛刺影。周围型肺癌长大阻塞支气管管腔后，可出现节段性肺炎或肺不张。癌肿中心部分坏死液化，可示厚壁偏心性空洞，内壁凹凸不平，很少有明显的液平面。

结节型细支气管肺泡癌的 X 线片表现，为轮廓清楚的孤立球形阴影，与上述的周围型肺癌的表现相似。弥散型细支气管肺泡癌的表现为浸润性病变，轮廓模糊，自小片到一个肺段或整个肺叶，类似肺炎。

高分辨率的薄层 CT 可清楚显示肺野中直径 1cm 以下的肿块阴影，因此可以发现一般胸部 X 线片容易遗漏的较早期周围型肺癌。对于周围型肺癌肺门及纵隔淋巴结转移的情况，是否侵犯胸膜、胸壁及其他脏器，少量的胸膜腔积液，癌肿内部空洞情况等都可提供详细的信息。因此，CT 检查对周围型肺癌的诊断和治疗方案的选择也具有重要价值。近年来，由于 CT 的广泛应用，发现许多肺部小结节病灶和磨玻璃样病灶，其中有不少是早期肺腺癌。

2. 痰细胞学检查

肺癌表面脱落的癌细胞可随痰液咳出。痰细胞学检查找到癌细胞,可以明确诊断,多数病例还可判别肺癌的病理类型。痰检的准确率为80%以上。起源于较大支气管的中心型肺癌,特别是伴有血痰的病例,痰中找到癌细胞的机会更多。临床上对肺癌可能性较大者,应连续数日重复送痰液进行检查。

3. 纤维支气管镜检查

对中心型肺癌诊断的阳性率较高,可在支气管内直接看到肿瘤,并可采取小块组织(或穿刺病变组织)作病理切片检查,亦可经支气管刷取肿瘤表面组织或吸取支气管内分泌物进行细胞学检查。经支气管镜超声针吸活检(EBUS)是一项新技术,已应用于早期病灶的诊断、纵隔淋巴结活检和肺癌分期。

4. 纵隔镜检查

可直接观察气管前隆凸下及两侧支气管淋巴结情况,并可采取组织作病理切片检查,明确肺癌是否已转移到肺门和纵隔淋巴结,协助进行肺癌的分期。中心型肺癌,纵隔镜检查的阳性率较高。检查阳性者,一般说明病变范围广,多不宜手术治疗。

5. 正电子发射断层扫描(PET)

利用^{18}氟-脱氧葡萄糖(FDG)作为示踪剂进行扫描显像。由于恶性肿瘤的糖酵解代谢高于正常细胞,FDG在肿瘤内聚集程度大大高于正常组织,肺癌PET显像时表现为局部异常浓聚。可用于肺内结节和肿块的定性判断,并能显示纵隔淋巴结有无转移。近年来,将PET与CT结合为一种检查手段,称为PET/CT。目前,PET/CT是肺癌定性诊断和分期较为准确的无创检查,其诊断的敏感性较高,但特异性有待提高。

6. 经胸壁穿刺活组织检查

这个方法对周围型肺癌阳性率较高,但可能产生气胸、胸膜腔出血或感染,以及癌细胞沿针道播散等并发症,故应严格掌握检查适应证。

7. 转移病灶活组织检查

晚期肺癌病例,已有锁骨上、颈部、腋下等处淋巴结转移或出现皮下转移结节者,可切取转移病灶组织作病理切片检查,或穿刺抽取组织作涂片检查,以明确诊断。

8. 胸水检查

抽取胸水,经离心处理后,取其沉淀作涂片检查,寻找癌细胞。

9. 剖胸探查

肺部肿块经多种方法检查,仍未能明确病变的性质,而肺癌的可能性又不能排除时,如病人全身情况许可,应作剖胸探查术。术时可根据病变情况或活检结果,给予相应治疗,以免延误病情。

10. 血液肿瘤标志物检测

目前常用于肺癌诊断的肿瘤标志物有癌胚抗原(CEA)、神经元特异性烯醇化酶(NSE)和细胞角蛋白片段 CYFRA-2-11 等。

11. 基因检测

在取得肿瘤标本后进行基因检测,可以协助诊断及靶向治疗药物的选择。

(五)肺癌的分期和 TNM 分类

肺癌的分期对临床治疗方案的选择具有重要指导意义。世界卫生组织按照肿瘤的大小(T),淋巴结转移情况(N)和有无远处转移(M)将肺癌加以分类,为目前世界各国所采用,现介绍如下:

2009 年国际抗癌联盟(UICC)新的肺癌 TNM 分期。

T 分期:

T_x:未发现原发肿瘤,或者通过痰细胞学或支气管灌洗发现癌细胞,但影像学及支气管镜无法发现。

T_0:无原发肿瘤证据。

T_{is}:原位癌。

T_1:肿瘤最大径≤3cm,周围包绕肺组织及脏层胸膜,支气管镜见肿瘤侵及叶支气管,未侵及主支气管。

T_{1a}:肿瘤最大径≤2cm,T_{1b}:肿瘤最大径>2cm,≤3cm。

T_2:肿瘤最大径>3cm,≤7cm;侵及主支气管,但距隆凸 2cm 以外;侵及脏层胸膜;有阻塞性肺炎或部分肺不张,不包括全肺不张。符合以上任何一个条件即归为 T_2。

T_{2a}:月中瘤最大径>3cm,≤5cm,T_{2b}:肿瘤最大径>5cm,≤7cm。

T_3:肿瘤最大径>7cm;直接侵犯以下任何一个器官,包括:胸壁(包含肺上沟瘤)、膈肌、膈神经、纵隔胸膜、心包;距隆凸<2cm(不常见的表浅扩散型肿瘤,不论体积大小,侵犯限于支气管壁时,虽可能侵犯主支气管,仍为 T_1),但未侵及隆凸;全肺不张或者阻塞性肺炎;同一肺叶出现孤立性癌结节。符合以上任何一个条件即归为 T_3。

T_4:无论大小,侵及以下任何一个器官,包括:纵隔、心脏、大血管、隆凸、喉返神经、气管、食管、椎体;同侧不同肺叶内孤立性癌结节。

N 分期:

N_x:区域淋巴结无法评估。

N_0:无区域淋巴结转移。

N_1:同侧支气管周围和(或)同侧肺门淋巴结以及肺内淋巴结有转移,包括直接侵犯而累及的。

N_2:同侧纵隔内和(或)隆凸下淋巴结转移。

N_3:对侧纵隔、对侧肺门、同侧或对侧斜角肌及锁骨上淋巴结转移。

M 分期:

M_x:远处转移不能被判定。

M_0:无远处转移。

M_1:远处转移。

M_{1a}:胸膜播散(恶性胸腔积液、心包积液或胸膜结节)以及对侧肺叶出现癌结节(许多肺癌胸腔积液是由肿瘤引起的,少数病人胸液多次细胞学检查阴性,既不是血性也不是渗液,如果各种因素和临床判断认为渗液和肿瘤无关,那么不应该把胸腔积液考虑人分期的因素内,病人仍应分为 $T_{1\sim3}$)。

M_{1b}:肺及胸膜外的远处转移。

(六)鉴别诊断

肺癌病例按肿瘤发生部位、病理类型和病程早晚等不同情况,在临床上可以有多种表现,易与下列疾病混淆。

1.肺结核

①肺结核球易与周围型肺癌混淆。肺结核球多见于青年,一般病程较长,发展缓慢。病变常位于上叶尖后段或下叶背段。在 X 线片上块影密度不均匀,可见到稀疏透光区和钙化点,肺内常另有散在性结核病灶。②粟粒性肺结核易与弥漫型细支气管肺泡癌混淆。粟粒性肺结核常见于青年,全身毒性症状明显,抗结核药物治疗可改善症状,病灶逐渐吸收。③肺门淋巴结结核在 X 线片上肺门块影可能误诊为中心型肺癌,肺门淋巴结结核多见于青少年,常有结核感染症状,很少有咯血。应当指出,肺癌可以与肺结核合并存在。两者的临床症状和 X 线征象相似而易被忽视,以致延误肺癌的早期诊断。

2.肺部炎症

①支气管肺炎:早期肺癌产生的阻塞性肺炎,易被误诊为支气管肺炎。支气管

肺炎发病较急,感染症状比较明显。X 线片表现为边界模糊的片状或斑点状阴影,密度不均匀,且不局限于 1 个肺段或肺叶。经抗生素药物治疗后,症状迅速消失,肺部病变吸收也较快。②肺脓肿:肺癌中央部分坏死液化形成癌性空洞时,X 线片表现易与肺脓肿混淆。肺脓肿在急性期有明显感染症状,痰量多,呈脓性;X 线片空洞壁较薄,内壁光滑,常有液平面,脓肿周围的肺组织或胸膜常有炎性变。支气管造影多可见空洞充盈,并常伴有支气管扩张。

3. 肺部其他肿瘤

①良性肿瘤:如错构瘤、纤维瘤、软骨瘤等有时需与周围型肺癌鉴别。一般肺部良性肿瘤病程长,生长缓慢,临床上大多没有症状。X 线片呈现接近圆形的块影,密度均匀,可以有钙化点,轮廓整齐,多无分叶状。②支气管腺瘤:是一种低度恶性的肿瘤。发病年龄比肺癌轻,女性发病率较高。临床表现可以与肺癌相似,常反复咳血。X 线表现,有时也与肺癌相似。经支气管镜检查,诊断未能明确者应尽早行开胸探查术。

4. 纵隔淋巴瘤

可与中心型肺癌混淆。纵隔淋巴瘤生长迅速。临床上常有发热和其他部位表浅淋巴结肿大。在 X 线片上表现为两侧气管旁和肺门淋巴结肿大。对放射疗法高度敏感,小剂量照射后即可见到块影缩小。纵隔镜检查亦有助于明确诊断。

(七)治疗

目前对肺癌主要采取以外科手术为主的综合治疗。首选疗法是外科手术,它是唯一可能将肺癌治愈的方法。然而,肺癌是一种全身性疾病,单纯手术治疗并不能完全解决问题,必须与化疗、放疗及其他治疗联合应用,进行综合治疗。遗憾的是 80%的肺癌病人在明确诊断时已失去手术机会,仅约 20%的病例可手术治疗。目前手术的远期(5 年)生存率最好仅为 30%～40%,效果不能令人满意。因此,必须提高对肺癌的警惕性,早诊早治,进一步探讨新的有效治疗方案和方法;此外,对现行的各种治疗方法必须恰当地联合应用,进行综合治疗,这样才有可能提高肺癌的治疗效果。具体的治疗方案应根据肺癌的 TNM 分期、细胞病理类型、病人的心肺功能和全身情况以及其他有关因素等,进行认真详细的综合分析后,确定个体化的治疗方案。

非小细胞肺癌和小细胞肺癌在治疗方面有很大的不同。一般来讲,非小细胞肺癌 T_1 或 $T_2N_0M_0$ 病例以完全性切除手术治疗为主;而 Ⅱ 期和Ⅲ期病人则应加作术前后化疗、放疗等综合治疗,以提高疗效。Ⅲ$_B$ 期与Ⅳ期病人则以非手术治疗为主。

小细胞肺癌常在较早阶段就已发生远处转移,手术很难治愈。可采用化疗→手术→化疗,化疗→放疗→手术→化疗或化疗→放疗→化疗,以及附加预防性全脑照射等积极的综合治疗,已使疗效比过去有明显提高。

1. 手术治疗

(1)目的:是彻底切除肺部原发癌肿病灶和局部及纵隔淋巴结,并尽可能保留健康的肺组织。肺切除术的范围,决定于病变的部位和大小。对周围型肺癌,一般施行肺叶切除术;对中心型肺癌,一般施行肺叶或一侧全肺切除术。有的病例,癌肿位于一个肺叶内,但已侵及局部主支气管或中间支气管,为了保留正常的邻近肺叶,避免作一侧全肺切除术,可以切除病变的肺叶及一段受累的支气管,再吻合支气管上下切端,临床上称为支气管袖状肺叶切除术。如果相伴的肺动脉局部受侵,也可同时做部分切除,端端吻合,称为支气管袖状肺动脉袖状肺叶切除术。肺切除的同时,应进行系统性肺门和纵隔淋巴结清除术。

近年来,以电视胸腔镜技术为代表的微创胸外科有了很大发展,目前对于 I 期非小细胞肺癌,电视胸腔镜肺叶切除加淋巴结清扫术已成为公认的可选择的手术方式,该术式损伤小,恢复快,近、远期疗效与传统手术相当。

对于已侵犯胸膜、胸壁、心包、大血管或其他邻近器官组织(T_3、T_4)而淋巴结分期为 N_0 或 N_1 者,可根据情况(如能切除者)进行扩大的肺切除术,例如联合胸壁切除及重建术、心包部分切除术、胸膜剥脱术、左心房部分切除、大血管部分切除重建等手术,扩大肺癌切除手术的范围大、损伤重,故在病例选择方面应特别慎重。

(2)治疗结果:非小细胞肺癌,T_1(或 $T_2N_0M_0$)病例经手术治疗后,约有半数的人能获得长期生存,有的报告其 5 年生存率可达 70% 以上。Ⅱ期及Ⅲ期病例生存率则较低。据统计,我国目前的肺癌手术的切除率为 85%~97%,术后 30 天死亡率在 2% 以下,总的 5 年生存率为 30%~40%。影响远期疗效的主要因素有:肿瘤的病理类型,肿瘤的大小和侵犯范围,有无淋巴结转移,手术方式,支气管切缘是否有癌残留,年龄以及病人的全身情况和免疫状态等。

(3)禁忌证:①远处转移,如脑、骨、肝等器官转移(即 M_1 病例);②心、肺、肝、肾功能不全,全身情况差的病人;③广泛肺门、纵隔淋巴结转移,无法清除者;④严重侵犯周围器官及组织,估计切除困难者;⑤胸外淋巴结转移,如锁骨上淋巴结(N_3)转移等,是否行肺切除,应慎重考虑。

2. 放射治疗

是局部消灭肺癌病灶的一种手段。在各种类型的肺癌中,小细胞肺癌对放射疗法敏感性较高,磷癌次之,腺癌和细支气管肺泡癌最低。可应用于不能手术治疗的病人或作为术前、后的辅助治疗。晚期肺癌病例,伴有阻塞性肺炎、肺不张、上腔静脉阻塞综合征或骨转移引起剧烈疼痛以及肿瘤复发者,也可进行姑息性放射疗法,以减轻症状。目前放射治疗方法进展很快,如适形放疗、立体定向放疗(γ刀)及调强放疗等。

放射疗法可引起疲乏、胃纳减退、低热、骨髓造血功能抑制、放射性肺炎、肺纤维化和癌肿坏死液化形成空洞等放射反应和并发症,应给予相应处理。

对于肺癌脑转移病例,若颅内病灶较局限,可采用γ刀放射治疗,有一定的缓解率。

3. 化学治疗与靶向治疗

对有些分化程度低的肺癌。特别是小细胞肺癌,疗效较好。化学疗法作用遍及全身,临床上可以单独应用于晚期肺癌病例,以缓解症状,或与手术、放射等疗法综合应用。以防治肿瘤转移复发,提高治愈率。

目前常用药物有:健择、紫杉醇、多西紫杉醇、诺维本、丙卡巴肼、顺钼、卡铂等。应根据肺癌的类型和病人的全身情况合理选用药物,并根据单纯化疗还是辅助化疗选择给药方法决定疗程的长短以及哪几种药物联合应用、间歇给药等,以提高化疗的疗效。近年来,根据分子生物学研究,针对肺癌发病的分子机制确定的治疗靶点,发展起来多种靶向治疗药物,如吉非替尼等,在有特定基因突变的病人,明显延长了病人生存期。

需要注意的是,目前化学药物对肺癌疗效仍然不能令人满意,症状缓解期较短,副作用较多。临床应用时,应掌握药物的性能和剂量,并密切观察副作用。出现骨髓造血功能抑制、严重胃肠道反应等情况时要及时调整药物剂量或暂缓给药。

4. 中医中药治疗

按病人临床症状、脉象、舌苔等表现,应用辨证论治法则治疗肺癌,一部分病人的症状可得到改善,寿命延长。

5. 免疫治疗

近年来,通过实验研究和临床观察,发现人体的免疫功能状态与肿瘤的生长发展有一定关系,从而促进免疫疗法的应用。①特异性免疫疗法:用经过处理的自体肿瘤细胞或加用佐剂后,作皮下接种进行治疗。此外尚可应用各种白介素、肿瘤坏死因子、肿瘤核糖核酸等生物制品。②非特异性免疫疗法:用转移因子、干扰素、胸腺素、香菇多糖等生物制品,激发和增强人体免疫功能。

二、支气管腺体肿瘤

这类肿瘤主要起源于支气管或气管黏膜腺体。男与女之比约 1 : 2。肿瘤生长缓慢,但可浸润扩展至邻近组织,发生淋巴结转移,甚至血行转移,因此应认为是一种低度恶性肿瘤。

(一)分类

可分为五种类型:

1. 支气管类癌(carcinoid of bronchus)

最常见,约占 85%。起源于支气管壁黏膜分泌腺的嗜银细胞,电镜检查显示类癌细胞含有神经分泌颗粒。肿瘤突入支气管腔,质软,血管丰富,易出血,呈暗红色或红色,可带蒂或无蒂,表面有完整的黏膜覆盖。有的肿瘤部分在支气管内,另一部分向支气管壁外生长达肺组织内而呈哑铃状。一般与周围组织分界清楚或具有包膜。

2. 支气管囊性腺样癌(cystic adenoid carcinoma of bronchus)

亦称圆柱形腺瘤。起源于腺管或黏膜分泌腺。支气管囊性腺样癌常发生在气管下段或主支气管根部,恶性程度较高,常侵入邻近组织,偶有淋巴结和远处转移。肿瘤突入气管或支气管腔内,呈粉红色,表面黏膜完整。

3. 支气管黏液表皮样癌(muco-epidermoidal carcinoma of bronchus)

最少见。起源于肺叶支气管或主支气管黏膜分泌腺。恶性程度高低不一,大多数为低度恶性,常呈息肉样,表面黏膜完整。

4. 支气管黏液腺腺瘤(muco-adenoma of bronchus)

发生于支气管的黏液腺,向管腔内生长,表面被覆完整的支气管上皮,可阻塞支气管,但不破坏软骨环,为良性肿瘤。

5. 多形性混合瘤

为息肉状带蒂的肿瘤,也可为浸润性生长。

(二)临床表现

常见的症状为咳嗽、咯血或支气管阻塞引起的哮鸣、呼吸困难、反复呼吸道感染或肺不张。支气管类癌病例,有时有阵发性面部潮红、水肿、肠蠕动增加、腹泻、心悸、皮肤发痒等类癌综合征。

（三）诊断

胸部 X 线平片可以显示肿瘤阴影，或肿瘤引起的支气管阻塞征象。但局限在支气管壁内较小的肿瘤，X 线检查可能阴性，CT 或 MRI 有助于诊断。腺瘤生长缓慢，有的病例症状出现多年后，才能明确诊断。

支气管镜检查是重要的诊断方法，可直接观察到绝大多数支气管腺体肿瘤。由于腺体肿瘤血管丰富，容易出血，进行支气管镜检查时，应避免做活组织检查，以免导致大量咯血。

（四）治疗

支气管腺体肿瘤，如尚未发生远处转移，应在明确诊断后进行手术治疗，彻底切除肿瘤。发生于肺叶支气管的肿瘤，通常做肺叶切除术。发生于主支气管或气管的肿瘤，为了尽量保留正常肺组织，可以做气管或支气管袖状切除术，切除含有肿瘤的一段支气管或气管，作对端吻合术。局限于支气管壁的肿瘤，也可以切开支气管，摘除全部肿瘤后，再修复支气管。

全身情况禁忌手术或已有转移的病人，可施行放射治疗或药物治疗。

三、肺或支气管良性肿瘤

肺或支气管良性肿瘤比较少见。临床上较常见的有错构瘤、软骨瘤、纤维瘤、平滑肌瘤、血管瘤和脂肪瘤等。

肺错构瘤是由支气管壁各种正常组织错乱组合而形成的良性肿瘤，一般以软骨为主。此外还可以有腺体、纤维组织、平滑肌和脂肪等。肿瘤具有完整的包膜，生长缓慢。大多发生在肺的边缘部分，靠近胸膜或肺叶间裂处。多见于男性青壮年。一般不出现症状，往往在胸部 X 线片检查时发现。肿瘤呈圆形、椭圆形或分叶状块影，边界清楚，可以有钙化点。治疗方法是施行肺楔形切除术。对肺表浅部分较小的肿瘤，也可作肿瘤摘除术。

四、肺转移性肿瘤

原发于身体其他部位的恶性肿瘤，转移到肺的相当多见。据统计，在死于恶性肿瘤的病例中约 20%～30% 有肺转移。原发恶性肿瘤常来自胃肠道、泌尿生殖系统、肝、甲状腺、乳腺、骨等器官。恶性肿瘤发生肺转移的时间早晚不一，大多数病例在原发肿瘤出现后 3 年内转移。有的病例可以在原发肿瘤治疗后 5 年、10 年以上才发生肺转移。少数病例，则在查出原发癌之前，先发现肺转移病变。多数病例为多发性、大小不一、密度均匀、轮廓清楚的圆形转移病灶。少数病例,肺内只有单个转移病灶,X 线片表现与周围型肺癌相似。

(一)临床表现

大多数没有明显的临床症状,一般在随访原发肿瘤的病人中,进行胸部 X 线检查时始被发现。少数病例可以有咳嗽、血痰、发热和呼吸困难等症状。

(二)诊断

根据肺部 X 线片表现,结合原发恶性肿瘤的诊断或病史,一般可诊断肺转移性肿瘤。

痰细胞学检查,阳性率很低。支气管镜检查,对诊断无帮助。单个肺转移性肿瘤,很难与原发性周围型肺癌相区别。

(三)治疗

肺部转移性肿瘤一般是恶性肿瘤的晚期表现。两侧肺出现广泛散在转移的病人,无外科手术的适应证。但对符合以下条件的病人,可以进行手术治疗,以延长病人的生存期:①原发肿瘤已得到比较彻底的治疗或控制,局部无复发;身体其他部位没有转移;②肺部只有单个转移;或虽有几个转移病变,但均局限在一个肺叶或一侧肺内;或肺转移瘤虽为两侧和多个,但估计可以做局限性肺切除术治疗;③病人的全身情况、心肺功能良好。

手术方法应根据情况选择肺楔形切除术、肺段切除术、肺叶切除术或非典型的局限性肺切除术;甚至经胸骨正中或分二期行双侧肺转移瘤切除术;或用超声刀协助作局限性肺切除术;或冷冻切除术。由于肺转移瘤手术达到根治目的较为困难,因而一般不作全肺切除术,对需作全肺切除术的病人应特别慎重。

肺部单发性转移瘤病例手术切除术后可有约 30%生存达到 5 年以上;多发性转移瘤手术后 5 年生存率也可达 20%左右。若原发肿瘤恶性度较低,发生肺转移时间较晚,手术治疗效果更好。

第七节　肺棘球蚴病

肺棘球蚴病(pulmonary hydatid cyst disease)是细粒棘球绦虫的蚴虫侵入肺所致,在肺组织中形成棘球蚴囊肿,并造成各种并发症,也称肺包虫病(pulmonary echinococcus)。

细粒棘球绦虫的终宿主是犬类动物,成虫寄生在犬的小肠中,卵随粪便排出,污染食物,人(或羊、牛、猪等)食入后,在上消化道中经胃液的消化,卵壳破裂孵化出蚴虫,即六钩蚴,经消化道黏膜侵入血管,至门静脉系统,多数(75%~80%)滞留在肝,少数(10%~15%)经循环进入肺内或其他器官和组织。人(或羊、牛、猪等)为细粒棘球绦虫的中间宿主。

六钩蚴进入肺组织内,逐渐发育成棘球蚴囊肿即肺包虫囊肿,往往在半年内长至1~2cm,平均每年长大1~2倍;巨大者可达20cm,内含囊液数千克。囊壁分为内囊和外囊。内囊是包虫的固有囊壁约1mm厚,可分为内层,即生发层,分泌透明液体,并产生很多子囊和头节;外层似粉皮,具有弹性。外囊是人体反应形成的纤维组织包膜,厚度为3~5mm。内囊和外囊之间为潜在的间隙,互不粘连。肺包虫囊肿多为单发性,多位于肺周边;右肺比左肺多见,下叶比上叶多见。

肺包虫囊肿可压迫肺组织造成支气管狭窄、炎症、肺萎陷和移位及肺部感染;也可破入支气管、胸膜腔,造成各种并发症。

(一)临床表现

肺棘球蚴囊肿由于生长缓慢,如无并发症,可多年无症状。囊肿逐渐长大后,可以产生咳嗽、胸痛、咯血、气急等症状。囊肿穿破入支气管后,病人先有阵发性咳嗽,继而咯出大量透明黏液。内囊亦可随之分离,如被咳出,痰液中可找到头节。并发感染者则症状类似肺脓肿,出现发热、咳脓痰和咯血等。囊肿穿破入胸膜腔,则形成液气胸,继而成为脓胸。有些病例还可出现皮疹、发热、恶心、呕吐、腹痛、支气管痉挛和休克等过敏症状,严重者可以致死。

肺棘球蚴病的体征,在病变区叩诊呈浊音,呼吸音减低或消失。巨大囊肿可压迫纵隔,使心脏及其他器官移位。

(二)诊断

肺棘球蚴病的诊断依据以下四点:

1.病人居住在或到过棘球蚴病流行区,有牧羊接触史。

2.X线胸片或CT表现为密度均匀、边界清楚的圆形或椭圆形阴影。如囊肿破裂分离后有如下征象:①外囊破裂,少量空气进入外囊与内囊之间,在囊肿顶部呈现新月形透亮区;②外囊、内囊都破裂,囊液部分排出,空气同时进入外囊及内囊,则囊内呈现液平面,其上方有两层弧形透明带;③外囊内囊都破裂,且内囊陷落漂浮于囊液表层,则在液平面上呈现不规则的内囊阴影,犹如水上浮莲;④囊壁破裂,内容物全部排空,则呈现囊状透亮影,类似肺大疱。

3.超声检查显示肺内有囊性病变。

4.化验

血常规显示嗜酸性粒细胞比例增高,有时可达25%~30%,棘球蚴补体结合试验阳性;棘球蚴液皮内试验(Casoni试验)阳性反应率可达70%~90%。

怀疑肺棘球蚴病时,禁忌用穿刺作为诊断方法,以避免发生囊液外渗产生过敏反应和棘球呦播散等并发症。

(三)预防

在棘球蚴病流行区进行宣传教育,注意饮食卫生、饭前洗手和保护水源,调查掌握病变流行情况,对牧犬投驱虫药,加强对屠宰场管理等措施,可以减低发病率。

(四)治疗

棘球蚴病目前尚无特效治疗药物,外科手术是治疗肺棘球蚴病唯一有效的方法。手术要求全部摘除内囊,并防止囊液外溢,以免引起过敏反应或肺棘球蚴头节播散。

手术方法有3种:

1.内囊摘除术

适用于无并发症的肺包虫囊肿。开胸显露囊肿后,用纱布垫遮盖囊肿周围之肺组织和胸膜腔,避免囊液外溢进入周围组织。用穿刺针抽出部分囊液后,注入少量10%氯化钠溶液以杀死头节,15分钟后切开外囊,将内囊完整全部取出。也可以不穿刺囊肿,小心地切开外囊,再沿外囊与内囊间隙扩大分离面,此时于气管内加压吹气使肺膨胀,内囊即可完整逸出。然后剥离切除外囊壁,用细丝线缝合囊壁的细小支气管开口。

2.囊肿摘除术

适用于较小的无并发症的位于肺组织深部的肺包虫囊肿。将外囊与内囊一并摘除,然后缝合肺组织创面。

3.肺叶或肺段切除术

适用于部分感染,造成周围肺组织病变的病例。

第七章　食管疾病

第一节　概　述

　　食管（esophagus）是一长管状的肌性器官，上起于咽食管括约肌，下止于胃食管连接部，成人食管长为25～30cm，门齿距食管入口约15cm。食管有3个生理狭窄，即咽部、食管与左主支气管交叉处及膈肌食管裂孔处。这3个狭窄是食管异物容易停留的部位，也是食管发生腐蚀伤最严重的部位。为便于食管病变的定位及手术切口和方式的选择，根据美国癌症联合会（AJCC）2009年11月出版的食管分段方法，将食管全长分为四段：从食管入口至胸骨切迹为颈段；胸骨切迹至奇静脉弓下缘水平为上胸段；奇静脉弓下缘至下肺静脉水平为中胸段；下肺静脉至胃食管连接部为下胸段。病变部位由其上缘确定。

　　食管壁全层厚约4mm，自管腔向外为黏膜、黏膜下、肌层和外膜。食管肌层由横纹肌和平滑肌构成，食管上端5%全部为横纹肌，远端54%～62%为平滑肌，中间部分则由横纹肌和平滑肌混合构成，因而食管平滑肌瘤多见于下段。食管外膜仅为疏松结缔组织，这给食管吻合手术带来一定的困难。食管血供呈节段性，颈段食管主要由甲状腺下动脉分支供血，胸上段食管来自主动脉弓发出的支气管动脉的食管分支，胸中、下段食管接受胸主动脉起始部食管固有动脉及肋间动脉分支，胃食管连接部由胃左动脉、胃后动脉及膈动脉分支供给。食管有丰富的黏膜及黏膜下淋巴网，胸段食管的黏膜下淋巴网是由粗大的平滑肌层、完整的淋巴管组成，淋巴管道数量和直径都大于颈部食管，并且纵行淋巴管的流量6倍于横向流量，组织学上没有发现黏膜下和肌层间淋巴管相通，黏膜下淋巴管多纵形向上走行一定的距离后垂直方向通过肌层引流至气管食管旁淋巴结或直接注入胸导管，而肌层的淋巴多直接引流至食管旁淋巴结。颈及上胸段食管引流至颈淋巴结，部分注入锁骨上淋巴结，胸段食管注入气管旁、纵隔淋巴结，下段食管注入腹腔淋巴结。食管存在两个括约肌，即食管上括约肌，亦称咽括约肌，主要由环咽肌组成，长约4cm，相当于第五至第六颈椎之间，距门齿约15cm，静息压力为35mmHg；食管末端括约肌为一功能性括约肌，并无解剖括约肌存在，但在食管胃连接部有一高压区，静息压力为 13~30mmHg,明显高于食管腔内和胃内压。静息状态下,括约肌一般处于关闭状态,避免胃内容物反流。食管的主要功能是将食物迅速输送入胃内。

无论是器质性或功能性的食管疾病,吞咽困难是最突出的症状,其他症状为胸骨后烧灼感、疼痛、呕吐及呕血等,而体格检查多无阳性发现。只要仔细询问病史,80%的食管疾病可以根据病史做出初步诊断。

第二节 贲门失弛缓症

贲门失弛缓症(achalasia of the cardia)是最常见的食管功能性疾病。过去称为贲门痉挛(Cardiospasm),但经食管动力学研究,发现食管末端括约肌压力并未增高,而是在吞咽时不松弛,食管体缺乏蠕动,造成吞咽困难。因而,国外多用食管失弛缓症(achalasia of the esophagus)命名,我国在全国第一次食管良性疾病学术会上决定用贲门失弛缓症这一名称。

(一)病因及病理

贲门失弛缓症的病因尚不清楚,一般认为与食管肌层内 Auerbach 神经节细胞变性、减少或缺乏以及副交感神经分布缺陷有关,食管壁蠕动和张力减弱,食管末端括约肌不能松弛,常存在 2~5cm 的狭窄区域,食物滞留食管腔内,逐渐导致食管扩张、甚至弯曲。食物滞留可继发食管炎及溃疡,在此基础可发生癌变,其癌变率为 2%~7%。

(二)临床表现及诊断

贲门失弛缓症多见于 20~50 岁青、壮年,病程多较长。主要症状为吞咽困难、时轻时重,与精神因素及进食生冷食物有关。呕吐多在进食后 20~30 分钟内发生,可将前一餐或隔夜食物吐出。可因食物反流、误吸而引起反复发作的肺炎、气管炎、甚至支气管扩张或肺脓肿。严重者可致营养不良,部分病人感胸骨后或季肋部疼痛。钡剂造影见食管扩张,食管蠕动减弱,食管末端狭窄呈鸟嘴状,狭窄部黏膜光滑。Henderson 等将食管扩张分为三级:Ⅰ级(轻度),食管直径小于 4cm;Ⅱ级(中度),食管直径 4~6cm;Ⅲ级(重度),食管直径大于 6cm,甚至弯曲呈“S”形。食管动力学检测见食管蠕动波无规律、振幅小,食管末端括约肌不松弛或松弛不完全,压力在正常范围。食管镜检查仅在不能排除食管器质性狭窄或肿瘤时进行,可见食管扩张,有食物和液体潴留,贲门部闭合,但食管镜可通过。放射性核素闪烁照相可见吞咽之液团通过延迟、潴留,并在近远端之间上下摇动。

（三）治疗

1. 药物治疗

轻度病人可服用解痉或镇静剂治疗，部分病人症状可缓解。

2. 扩张治疗

药物治疗效果不佳者，可试行食管扩张治疗，食管扩张包括气囊、水囊、钡囊及其他机械扩张方法，但扩张有食管穿孔、出血等并发症，应仔细操作。

3. 肉毒杆菌素注射治疗

对年龄大，不愿意接受手术治疗的病人可采用食管括约肌肉毒杆菌素注射治疗，其有效率为75%~90%，但疗效一般维持1.5年左右。

4. 手术治疗

对中、重度及食管扩张治疗效果不佳的病人应行手术治疗。经胸或经腹贲门肌层切开术（Heller手术）仍是目前最常用的术式，方法简便、疗效确实、安全。开放手术和腔镜手术均可采用，手术要点是：①纵行切开食管下端及贲门前壁肌层，长度一般在6~7cm左右；头端应超过狭窄区，胃端不超过1cm，如胃壁切开过长，易发生胃食管反流；②肌层切开应完全，使黏膜膨出超过食管周径的1/2；③避免切破黏膜，如遇小的食管黏膜切破，可用无损伤细针修补。Heller手术远期并发症是反流性食管炎，因而多主张附加抗反流的胃底折叠手术。

第三节　损伤性食管狭窄

（一）病因及病理

损伤性食管狭窄（traumatic esophageal stricture）可由食管外伤、医源性损伤以及放射线治疗引起，但最常见的原因为吞服强酸、强碱等引起的食管化学性腐蚀伤。儿童吞服碱性纽扣电池也可引起。碱性腐蚀剂使蛋白溶解、脂肪皂化，水分吸收而使组织脱水，在溶解同时产生大量热量加重组织损害，食管腔为弱碱性环境，因此损伤严重。酸性腐蚀剂则使蛋白发生凝固性坏死，损伤一般较表浅，因胃内为酸性环境，故对胃损伤严重。若腐蚀剂浓度低而吞服量少时，仅引起食管黏膜表浅损伤，愈合后则不形成瘢痕狭窄；若腐蚀剂浓度高且吞服量多时，损伤深达肌层，则愈合后必然引起瘢痕狭窄。

（二）临床表现及诊断

食管狭窄的主要症状为吞咽困难。若为腐蚀伤所致的吞咽困难，大约在伤后

10 天左右随着炎症、水肿好转而症状减轻,恢复经口进食。但若灼伤严重,随着瘢痕增生及收缩,形成瘢痕狭窄,病人再度出现逐渐加重的吞咽困难,严重者流质饮食及唾液均不能下咽,可出现营养不良、消瘦及贫血。儿童将影响生长发育。

根据食管镜检查可将食管腐蚀伤分为三度。Ⅰ度:伤及黏膜或黏膜下层,有黏膜充血、水肿及轻度上皮脱落,预后好,无后遗症;Ⅱ度:损伤超过黏膜下层并侵及肌层,除充血、水肿、表面坏死、溃疡及纤维蛋白渗出外,食管蠕动差,大多形成瘢痕狭窄;Ⅲ度:累及食管全层及周围组织,除上述改变外,尚有深度溃疡、焦痂,甚至可引起食管穿孔,形成纵隔炎,可因出血、败血症、休克而死亡,幸存者可产生严重瘢痕狭窄。瘢痕形成多在伤后 3 周左右开始,逐渐加重,6 个月大多瘢痕稳定,狭窄不再加重。食管异物或医源性损伤所致食管瘢痕狭窄多较局限。

X 线食管吞钡检查可显示食管狭窄部位、程度和长度。腐蚀伤所引起的食管狭窄一般边缘不规则,范围广泛及管腔粗细不均。其他原因引起的狭窄多较局限,呈环状或节段性狭窄。严重狭窄病例,由于钡剂不易通过而难以了解食管全程改变及远端狭窄情况,可吞服碘造影剂检查,除食管完全闭锁者外,对显示严重食管狭窄有一定帮助。为进一步了解食管狭窄上方情况和排除恶性变,可行食管镜检查。

(三)治疗

1. 急诊处理

对吞服腐蚀剂后立即就诊的病人,可根据吞服腐蚀剂类型、浓度及剂量,初步判断损伤严重程度,严重者给予静脉输液、镇静、止痛,如有喉水肿应作气管切开。可给病人饮用少量凉开水或牛奶,量不宜过多,否则可诱发呕吐,加重损伤。现不主张用相应的弱酸或弱碱液中和,因中和可产生气体及热而加重损伤。对较重的病人应置鼻胃管,除用作饲食和给药外,尚可起支撑作用,防止食管闭锁。对食管坏死或穿孔病例,应急诊食管切除、颈部食管外置,胃造口饲食,二期行食管重建。

2. 瘢痕狭窄的预防

食管腐蚀伤后早期可采用药物、食管扩张及食管腔内置管支撑等方法治疗。常用药物为糖皮质激素,但单用可加重感染,应同时使用广谱抗生素。食管扩张可在伤后 10 天左右开始,每周 1 次;逐渐延长至每月 1 次,扩张至食管直径 1.5cm 而不再缩小才算成功,一般扩张需半年至 1 年。扩张时应操作准确、轻柔,探条逐渐加大,以免引起食管穿孔。

3. 瘢痕狭窄的手术治疗

严重食管瘢痕狭窄需行手术治疗,如为食管腐蚀伤,则应在伤后 6 个月,病变稳定后手术。局限性瘢痕狭窄可作成形手术,广泛性食管狭窄病例则需行食管重建,常用手术方法有:①结肠代食管术:对广泛食管狭窄病例,经腹切取带血管蒂的结肠通过胸骨后隧道(狭窄胸段食管旷置)或经原食管床(切除狭窄段食管)送至颈部与颈部食管或下咽吻合,下端与胃吻合。②食管胃吻合术:广泛食管狭窄,可经胸切除食管,于颈部行食管胃吻合。如瘢痕狭窄局限于下段食管,切除瘢痕狭窄段食管,在胸内行食管胃吻合。

第四节　食管肿瘤

一、食管癌

(一)流行病学

食管癌(carcinoma of the esophagus)是人类常见的恶性肿瘤。全世界每年大约有 20 余万人死于食管癌,我国每年死亡达 15 万余人,占据世界食管癌死亡人数的大部分。食管癌的发病率有明显的地域差异,高发地区食管癌的发病率可高达 150/10 万以上,低发地区则只在 3/10 万左右。国外以中亚、非洲、法国北部和中南美为高发。我国以太行山地区、秦岭东部地区、大别山区、四川北部地区、闽南和广东潮汕地区、苏北地区为高发区。其中河南省林县,年龄调整的食管癌死亡率男性为 161.33/10 万人口,女性为 102.88/10 万人口,其死亡率居各种恶性肿瘤首位。近年来采取了一些预防措施,高发区食管癌的发病率有所下降。

(二)病因

食管癌的病因尚不完全清楚,但下列因素与食管癌的发病有关:

1. 亚硝胺及真菌

亚硝胺类化合物具有高度致癌性,可使食管上皮发生增生性改变,并逐渐加重,最后发展成为癌。一些真菌能将硝酸盐还原为亚硝酸盐,促进二级胺的形成,使二级胺比发霉前增高 50~100 倍。少数真菌还能合成亚硝胺。

2. 遗传因素和基因

人群的易感性与遗传和环境条件有关。食管癌具有较显著的家族聚集现象,河南林县食管癌有阳性家族史者占 60%,在食管癌高发家族中,染色体数目及结构异常者显著增多。食管癌的发生可能涉及多个癌基因(如 C-myc、EGFr、int-2 等)的激活和抑癌基因(如 P53)的失活。

3. 营养不良及微量元素缺乏

在亚洲和非洲食管癌高发区调查发现,大多数居民所进食物缺乏动物蛋白质及维生素 B_1、维生素 B_2、维生素 A 和维生素 C。维生素 A 及维生素 B_2 缺乏与上皮增生有关,维生素 C 可阻断亚硝胺的作用。食物中微量元素,如铜、锰、铁、锌含量较低,亦与食管癌的发生有关。

4. 饮食习惯

食管癌病人与进食粗糙食物,进食过热、过快有关,因这些因素致食管上皮损伤,增加了对致癌物易感性。长期饮酒及吸烟者食管癌的发生率明显升高。

5. 其他因素

食管慢性炎症、黏膜损伤及慢性刺激亦与食管癌发病有关,如食管腐蚀伤、食管慢性炎症、贲门失弛缓症及胃食管长期反流引起的 Barrett 食管(末端食管黏膜上皮柱状细胞化)等均有癌变的危险。

(三)病理

食管癌绝大多数为鳞状上皮癌,占95%以上。腺癌甚为少见,偶可见未分化小细胞癌。食管癌以中胸段最多,其次为下胸段及上胸段。食管癌在发展过程中,其早期及中晚期有不同的大体病理形态。早期可分为隐伏型、糜烂型、斑块型、乳头型或隆起型,这些类型的病变均局限于黏膜表面或黏膜下层。隐伏型为原位癌,侵及上皮全层;糜烂型大多限于黏膜固有层;斑块型则半数以上侵及黏膜肌层及黏膜下层。中晚期食管癌可分为五型:①髓质型:最常见,约占临床病例60%,肿瘤侵及食管全层,向食管腔内外生长。呈中重度梗阻,食管造影可见充盈缺损及狭窄,可伴有肿瘤的软组织阴影。②蕈伞型:约占15%左右,肿瘤向管腔内突出,如蘑菇状,梗阻症状多较轻,食管造影见食管肿块上下缘形成圆形隆起的充盈缺损。③溃疡型:约占10%左右,月中瘤形成凹陷的溃疡,侵及部分食管壁并向管壁外层生长,梗阻症状轻,X 线造影可见溃疡龛影。④缩窄型:约占10%,癌肿呈环形或短管形狭窄,狭窄上方食管明显扩张。⑤腔内型:较少见,占2%～5%,癌肿呈息肉样向食管腔内突出。

(四)食管癌的扩散及转移

①食管壁内扩散:食管黏膜及黏膜下层有丰富的淋巴管相互交通,癌细胞可沿淋巴管向上下扩散。肿瘤的显微扩散范围大于肉眼所见,因此手术应切除足够长度,以免残留癌组织。②直接扩散:肿瘤直接向四周扩散,穿透肌层及外膜,侵及邻近组织和器官。③淋巴转移:是食管癌最主要的转移途径。上段食管癌常转移至

锁骨上及颈淋巴结,中下段则多转移至气管旁、贲门及胃左动脉旁淋巴结。但各段均可向上端或下端转移。④血运转移:较少见,主要向肝、肺、肾、肋骨、脊柱等转移。

(五)临床表现

早期症状多不明显,偶有吞咽食物哽噎、停滞或异物感,胸骨后闷胀或疼痛。可能是局部病灶刺激食管蠕动异常或痉挛,或局部炎症、糜烂、表浅溃疡等所致,这些症状可反复出现,间歇期可无症状。

中晚期症状主要是进行性吞咽困难,先是进干食困难,继之半流质,最后流质及唾液亦不能咽下,严重时可有食物反流、呕吐。随着肿瘤发展与肿瘤外侵而出现相应的晚期症状。若出现持续而严重的胸背疼痛为肿瘤外侵的表现。肿瘤累及气管、支气管可出现刺激性咳嗽。形成食管气管瘘,或高度梗阻致食物反流入呼吸道,可引起进食呛咳及肺部感染。侵及喉返神经出现声音嘶哑。穿透大血管可出现致死性大呕血。

(六)诊断

对吞咽困难的病人,特别是 40 岁以上者,除非已证实为良性病变,否则应多次检查和定期复查,以免漏诊及误诊,主要的检查方法有:

1. 食管吞钡造影

早期食管癌的 X 线表现为局限性食管黏膜皱襞增粗、中断,小的充盈缺损及浅在龛影。中晚期则为不规则的充盈缺损或龛影,病变段食管僵硬、成角及食管轴移位。肿瘤巨大时,可出现软组织块影。严重狭窄病例,近端食管扩张。

2. 内镜及超声内镜检查

食管纤维内镜检查可直接观察病变形态和病变部位,采取组织行病理检查。早期病变在内镜下肉眼难以区别时,可采用 1%～2%甲苯胺蓝或 3%～5%Lugol 碘液行食管黏膜染色。甲苯胺蓝正常组织不染色,瘤组织着蓝色;而 Lugol 碘液肿瘤组织不被碘染色而鲜亮,正常食管黏膜则染成黑色或棕绿色,这是上皮细胞糖原与碘的反应,肿瘤细胞内糖原被耗尽之故。超声内镜检查尚可判断肿瘤侵犯深度,食管周围组织及结构有无受累,以及局部淋巴结转移情况。

3. 放射性核素检查

利用某些亲肿瘤的核素,如 ^{32}磷、^{131}碘、^{67}镓、^{99m}锝等检查,对早期食管癌病变的发现有帮助。

4.肿瘤在隆凸以上应行气管镜检查,以排除肿瘤对气管的侵犯。

5.胸、腹 CT 检查

能显示食管癌向管腔外扩展的范围及淋巴结转移情况,对判断能否手术切除提供帮助。

除明确食管癌的诊断外,尚应进行临床分期,以便了解病情,设计治疗方案及比较治疗效果。

(七)鉴别诊断

食管癌应与下列疾病鉴别:①反流性食管炎:有类似早期食管癌的症状,如刺痛及灼痛。X 线检查食管黏膜纹正常,必要时应行内镜检查。②贲门失弛缓症:多见于年轻人,病程较长,症状时轻时重,X 线吞钡见食管末端狭窄呈鸟嘴状,黏膜光滑。食管动力学测定有助于诊断。③食管静脉曲张:有肝硬化、门脉高压的其他体征,X 线吞钡见食管黏膜呈串珠样改变。④食管瘢痕狭窄:有吞服腐蚀剂的病史,X线吞钡为不规则的线状狭窄。⑤食管良性肿瘤:常见的有食管平滑肌瘤,病史一般较长,X 线检查见食管腔外压迫,黏膜光滑完整。⑥食管憩室:较大的憩室可有不同程度的吞咽困难及胸痛,X 线检查可明确诊断。

(八)治疗

食管癌应强调早期发现,早期诊断及早期治疗,其治疗原则是以手术为主的综合性治疗。主要治疗方法有内镜治疗、手术、放疗、化疗、免疫及中医中药治疗。

1.食管原位癌的内镜治疗

随着内镜设备的发展和碘染色广泛应用于上消化道内镜检查,发现了一些不同阶段的早期食管癌。对食管原位癌,可在内镜下行黏膜切除,术后 5 年生存率可达 86%~100%。

2.手术治疗

(1)手术适应证:全身情况良好,各主要脏器功能能耐受手术;无远处转移;局部病变估计有可能切除;无顽固胸背疼痛;无声嘶及刺激性咳嗽。

(2)手术禁忌证:①肿瘤明显外侵,有穿入邻近脏器征象和远处转移;②有严重心肺功能不全,不能承受手术者;③恶病质。

(3)手术切除可能性估计:病变越早,切除率越高;髓质型及蕈伞型切除率较缩窄型及溃疡型高;下段食管癌切除率高,中段次之,上段较低;病变周围有软组织块影较无软组织块影切除率低;食管轴有改变者较无改变者低。这些因素综合分析,对术前肿瘤切除可能性判断有较大帮助。

(4)食管癌切除:常用的手术方式有非开胸及开胸食管癌切除术两大类。非开胸食管切除术包括:①食管内翻拔脱术,主要适用下咽及颈段食管癌;②经裂孔食管切除术可用于胸内各段食管癌,肿瘤无明显外侵的病例;③颈胸骨部分劈开切口,用于主动脉弓下缘以上的上胸段食管癌。近年来随着胸腔镜技术的普及,传统的非开胸食管癌切除术以逐渐为胸腔镜技术所取代。开胸手术主要有:左胸后外侧切口,适用于中、下段食管癌;右胸切口,适用于中、上段食管癌,肿瘤切除后,经腹将胃经食管裂孔提至右胸与食管吻合,食管切除长度至少应距肿瘤边缘5~7cm;若病变部位偏高,为保证食管足够切除长度,可行颈部切口,胃送至颈部与食管吻合,即右胸、上腹及颈三切口,目前对中段以上的食管癌多主张采用三切口方法。应同时行淋巴结清扫。除上述手术方式外,近年来电视胸腔镜下食管切除已用于临床,微创的优势明显,但长期疗效尚需验证。

食管癌切除后常用胃、结肠重建食管,以胃最为常用,因其血供丰富、愈合力强、手术操作简单,只有一个吻合口,可用器械或手工吻合。因胃可上提至颈部,可用于各段食管癌切除重建,因全胃重建对呼吸功能有一定的影响,目前多采用管状胃进行重建。结肠能够切取足够长度与咽或颈部食管吻合,可用于肿瘤不能切除病人的旁路手术或已行胃大部切除食管癌的重建。下咽及颈段食管切除后颈段食管缺损除用胃、结肠重建外,尚可用游离空肠移植或肌皮瓣重建。

(5)姑息性手术:对有严重吞咽困难而肿瘤又不能切除的病例,根据病人情况选择以下姑息手术,以解决病人进食。常用的方法有:①胃或空肠造口术;②食管腔内置管术,目前多采用带膜记忆合金支架管,其置管方法简便,可解除病人进食梗阻;③食管分流术,术中探查肿瘤不能切除,病人梗阻症状严重,可在胸内用胃与肿瘤上方食管行侧侧吻合分流。若术前估计肿瘤切除困难,可采用非开胸胸骨后结肠旁路手术,这一方法已很少应用。

(6)术后常见并发症及处理:①吻合口瘘:颈部吻合口瘘对病人生命不造成威胁,经引流多能愈合,胸内吻合口瘘死亡率较高,胸内吻合口瘘多发生在术后5~10天,病人呼吸困难及胸痛,X线检查有液气胸征。胸腔引流液或穿刺抽出液混浊,口服碘水食管造影可见造影剂外溢或口服亚甲蓝胸腔引流液或穿刺抽出液呈蓝色,即可确诊,应立即放置胸腔闭式引流、禁食,使用有效抗生素及营养支持治疗。早期瘘的病人,可试行手术修补,并用大网膜或肋间肌瓣覆盖加强。②肺部并发症:包括肺炎、肺不张、肺水肿和急性呼吸窘迫综合征等,以肺部感染较为多见,应引起高度重视。术后鼓励病人咳嗽、咳痰,加强呼吸道管理以减少术后肺部并发症的发生。③乳糜胸:为术中胸导管或其主要分支损伤所致,多发生于术后2~10

天,病人觉胸闷、气急、心慌。胸水乳糜试验阳性。一旦确诊,应放置胸腔闭式引流,密切观察引流量,流量较少者,可给予低脂肪饮食,维持水电解质平衡及补充营养,部分病人可愈合。对乳糜引流量大的病人,应及时手术结扎乳糜管。④其他并发症有血胸、气胸及胸腔感染,根据病情进行相应的处理。

(7)手术效果:我国食管癌的手术治疗效果较好,手术切除率为 56.3% ~ 80%,5 年生存率 30%左右;早期食管癌切除率100%,5 年生存率90%。

3. 放射治疗

颈段及上胸段食管癌和不宜手术的中晚期食管癌可行放射治疗。采用体外放射治疗,放射量一般为 60 ~ 70Gy(6000 ~ 7000rad)/6 ~ 7 周,目前认为,放射剂量达40Gy 时,行 X 线食管造影或 CT 检查,如病灶基本消失,继续放射至根治剂量(60~70Gy),如病灶残存,可配合伽马刀治疗。

4. 光动力治疗

人体输入光敏剂如血卟啉衍生物(HpD)后,其在恶性肿瘤细胞中高度积聚,经过一段时间后再用特定波长光照使肿瘤细胞内浓聚的光敏剂激发,产生光化反应杀伤肿瘤细胞。此时正常组织中吸收的光敏剂已排出,对光照无光化反应。采用这一技术对食管癌的治疗有一定疗效,但临床应用时间较短,尚有待于进一步观察。

5. 药物治疗

食管癌对化疗药物敏感性差,可与其他方法联合应用,对提高疗效有一定作用。食管癌常用的化疗药物有顺铂(PDD)、博来霉素(bleomycin)、紫杉醇等,化疗期间应定期检查血象,注意药物不良反应。免疫治疗及中药治疗等亦有一定作用。

二、食管良性肿瘤

食管良性肿瘤(benign tumors of the esophagus)较少见,按肿瘤形态学可分为腔内型、黏膜下型及壁间型。

息肉及乳头状瘤为腔内型。乳头状瘤以食管下段为多见,表面为鳞状上皮覆盖,可有糜烂和出血,因其有恶变倾向,应手术治疗。息肉大多有蒂,小的息肉可以通过内镜切除,较大者需经胸切除。血管瘤及颗粒细胞瘤属黏膜下型。食管血管瘤较少见,常位于黏膜下,呈深紫红色团,偶成息肉样瘤;显微镜下可见毛细血管瘤、海绵状血管瘤或混合型血管瘤;病变小可行局部切除,较大的血管瘤需剖胸手术。颗粒细胞瘤位于黏膜下呈结节状,与肌肉不能分开,食管镜检见正常黏膜下呈质硬的白色区域,需手术切除。食管平滑肌瘤为壁间型,临床最为常见,约占食管良性肿瘤的70%。年龄多在20~50岁,90%位于食管中下段。肿瘤多为单发,多发仅占2%~3%。肿瘤呈圆形、椭圆形或马蹄形,多有完整包膜,质坚硬,呈灰白色。由于食管平滑肌瘤生长慢,主要向管腔外生长,临床症状不明显,多因其他疾病钡餐检查时发现。肿瘤增大到一定程度,才出现吞咽困难,多为轻度吞咽困难。本病的诊断主要靠X线食管吞钡和纤维食管镜检查。食管吞钡可见平滑的半球形或新月形充盈缺损,管壁柔软,肿瘤处黏膜皱襞可以增宽或消失,但无中断。纤维食管镜检查可见黏膜外肿瘤突向食管腔内,黏膜正常,内镜顶端轻触肿瘤部,黏膜外有肿物感。因系黏膜外肿瘤,禁行活检,以免因黏膜损伤给手术摘除肿瘤带来困难。食管平滑肌瘤除肿瘤甚小或年老体弱可定期随访外,一般均应手术,多数病例可行胸腔镜下的黏膜外肿瘤摘除,术中注意勿损伤黏膜。对巨大平滑肌瘤或合并有溃疡时,可行平滑肌瘤及食管切除,用胃重建食管。

第五节　食管憩室

食管壁的一层或全层向外突出,内壁覆盖有完整上皮的盲袋谓之食管憩室(diverticulum of the esophagus)。按发病机制食管憩室可分为内压性和牵引性憩室两类。按部位分为咽食管憩室、食管中段憩室和膈上憩室。咽食管憩室和膈上憩室为内压性憩室,与食管功能紊乱有关,食管中段憩室多为牵引性憩室,常为炎症后瘢痕牵拉食管而形成。

一、咽食管憩室

咽食管憩室由Zenker于1875年首先报告,故又称Ze-nker憩室,发生于咽食管连接处后壁,环咽肌上方。该区域为咽下缩肌与环咽肌之间的薄弱小三角区,称为Killian三角。吞咽时咽下缩肌收缩与环咽肌松弛不协调,故咽部食管腔内压力增高,使食管黏膜经薄弱处突出形成憩室。因左侧薄弱较右侧明显,故左侧咽食管憩室多见,常见于老年。早期症状不明显,仅有咽部不适或口涎增多。较大憩室有明显吞咽困难及潴留于憩室的腐臭食物反流。饮水时喉部有水气混杂音,食物反流入肺内,可引起肺部感染。X线吞钡见钡剂进入憩室,即可明确诊断。纤维食管镜检查可了解有无炎症及癌变,但有穿孔的危险,故应谨慎。因咽食管憩室呈进行性发展,可继发感染、出血、穿孔等并发症,因此应手术治疗。若憩室较小而基底较宽者,采用单纯环咽肌切开术即可获得满意效果,如憩室较大,应行憩室切除加环咽肌切开,并食管肌层及周围组织缝合加强,消灭薄弱区。若咽食管憩室合并环咽肌功能障碍或咽食管憩室切除后复发者,可采用延长的颈段食管肌层切开术治疗。

二、食管中段憩室

食管中段憩室发生原因多数人认为系气管或支气管旁淋巴结急性或慢性炎症后,特别是淋巴结结核,引起粘连收缩,将局部食管壁向外牵拉,形成憩室。憩室颈大底小,呈漏斗状。大多数病人无明显症状,多在 X 线食管吞钡检查时发现。憩室较大或憩室内有炎症时,可有不同程度的胸痛及吞咽困难,憩室有出血时,可有呕血及黑便。食管吞钡检查可明确诊断。小而无症状的食管中段憩室,不需手术治疗。憩室较大,有食物或分泌物潴留,并发憩室炎、溃疡及怀疑有癌变时,需行手术治疗。手术经右胸后外侧切口或胸腔镜下完成,游离憩室,并注意保护肌层,切除憩室,分层缝合黏膜和肌层,用附近胸膜片覆盖加固。

三、膈上食管憩室

由于食管下端肌纤维薄弱,在合并食管裂孔疝、贲门失弛缓症或弥漫性食管痉挛的病人,食管腔内压力增高,导致黏膜自薄弱区膨出,形成膈上食管憩室(epiphrenic diverticulum of the esophagus)。常见症状为胸骨后闷胀、烧灼感;平卧或夜间憩室内容物反流至口内,为憩室特征性症状。并发炎症或溃疡时,有胸背痛。诊断仍依靠 X 线吞钡检查。大多数膈上憩室需手术治疗,除憩室切除外,若合并有裂孔疝、贲门失弛缓症等应一并处理。

第六节　食管囊肿

食管囊肿(esophageal cysts)绝大多数是胚胎时期形成消化道的空泡未能与正常消化道相融合而发生,其特点是:①囊肿内层黏膜多为胃黏膜或肠黏膜,食管黏膜则少见;②囊肿外壁由平滑肌组成,囊肿肌层多与食管肌层相融合,但囊肿与食管之间多不相通,肌层外面多无浆膜覆盖。食管囊肿多位于上段食管。后天性食管囊肿极少见,系食管腺被阻塞引起的潴留性囊肿。

食管囊肿多见于婴幼儿。较小的囊肿多无症状,巨大食管囊肿对气管、肺、食管压迫而出现呼吸困难和吞咽梗阻。X 线检查见中或后纵隔有边缘清晰、圆形或椭圆形阴影,密度较低,与食管相邻或压迫食管移位,呈上窄下宽的典型表现。食管造影可见食管受压,这可区别于气管囊肿。囊肿溃破于气管、食管时出现气液平面。穿破至胸腔时出现胸腔积液,且囊肿消失。

若食管囊肿较小,无症状者,可定期观察,大而有症状的囊肿需手术治疗,大多从食管壁中摘除而不损伤黏膜;若囊肿较大或有并发症时,手术有一定困难。剥离囊肿时应特别注意勿损伤食管黏膜。

第八章　腹外疝

第一节　概　述

体内某个脏器或组织离开其正常解剖部位,通过先天或后天形成的薄弱点、缺损或孔隙进入另一部位,称为疝(hernia)。最多发生于腹部,腹部疝又以腹外疝为多见。腹外疝是由腹腔内的脏器或组织连同腹膜壁层,经腹壁薄弱点或孔隙,向体表突出所形成。腹内疝是由脏器或组织进入腹腔内的间隙囊内而形成,如网膜孔疝。真性腹外疝的疝内容物必须位于由腹膜壁层所组成的疝囊内,借此可与内脏脱出相鉴别。

(一)病因

腹壁强度降低和腹内压力增高是腹外疝发病的两个主要原因。

1.腹壁强度降低

常见的因素有:①某些组织穿过腹壁的部位,如精索或子宫圆韧带穿过腹股沟管、股动静脉穿过股管、脐血管穿过脐环等处;②腹白线发育不全;③手术切口愈合不良、外伤、感染、腹壁神经损伤、老年、久病、肥胖所致肌萎缩等。生物学研究发现,腹股沟疝病人体内腱膜中胶原代谢紊乱,其主要氨基酸之一羟脯氨酸含量减少,腹直肌前鞘中的成纤维细胞增生异常,超微结构中含有不规则的微纤维,因而影响腹壁的强度。

2.腹内压力增高

慢性咳嗽、慢性便秘、排尿困难、腹水、妊娠、举重、婴儿经常啼哭等是引起腹内压力增高的常见原因。

(二)病理解剖

典型的腹外疝由疝囊、疝内容物和疝外被盖等组成。疝囊是壁腹膜的憩室样突出部,由疝囊颈和疝囊体组成。疝囊颈是疝囊比较狭窄的部分,疝环在此部位,它是疝突向体表的门户,故称疝门。腹壁薄弱区或缺损就在此处。各种疝通常以疝门部位作为命名依据,例如腹股沟疝、股疝、脐疝、切口疝等。疝内容物是进入疝囊的腹内脏器或组织,以小肠为最多见,大网膜次之。此外如盲肠、阑尾、乙状结肠、横结肠、膀胱等均可进入疝囊,但较少见。疝外被盖是指疝囊以外的各层组织,如皮下脂肪和皮肤。

(三)临床类型

有易复性、难复性、嵌顿性、绞窄性等类型。

1. 易复性疝(reducible hernia)

疝内容物很容易回纳入腹腔的,称为易复性疝。

2. 难复性疝(irreducible hernia)

疝内容物不能回纳或不能完全回纳入腹腔内但并不引起严重症状者,称难复性疝。疝内容物反复突出,致疝囊颈受摩擦而损伤,并产生粘连是导致内容物不能回纳的常见原因。这种疝的内容物多数是大网膜。此外,有些病程长、腹壁缺损大的巨大疝,因内容物较多,腹壁已完全丧失抵挡内容物突出的作用,也常难以回纳。另有少数病程较长的疝,因内容物不断进入疝囊时产生的下坠力量将囊颈上方的腹膜逐渐推向疝囊;尤其是髂窝区后腹膜与后腹壁结合得极为松弛,更易被推移,以致盲肠(包括阑尾)、乙状结肠或膀胱随之下移而成为疝囊壁的一部分(图8-1)。这种疝称为滑动疝,多见于右侧腹股沟,也属难复性疝。

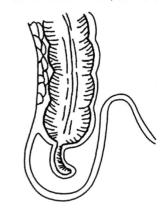

图8-1　滑动疝,盲肠成为疝囊的组成部分

3. 嵌顿性疝(incarerated hernia)

沛门较小而腹内压突然增高时,油内容物可强行扩张囊颈而进入疝囊,随后因囊颈的弹性收缩,又将内容物卡住,使其不能回纳,这种情况称为嵌顿性疝。疝发生嵌顿后,如其内容物为肠管,肠壁及其系膜可在疝静脉回流受阻,导致肠壁淤血和水肿,疝囊内肠曾厚,颜色由正常的淡红逐渐转为深红,囊内可只聚。于是肠管受压情况加重而更难回纳。此永的搏动尚能触及,嵌顿如能及时解除,病变肠管可恢复正常。

4. 绞窄性疝(strangulated hernia)

嵌顿如不及时解除,肠管及其系膜受压情况不断加重可使动脉血流减少,最后导致绞窄性疝。此时肠系膜动脉搏动消失,肠壁逐弹性和蠕动能力,最终变黑坏死。疝囊内渗液音红色血水。如继发感染,疝囊内的渗液则为脓性。感染严重时,可引起疝外被盖组织的蜂窝织炎。积脓的疝囊可自行穿破或误被切开引流而发生粪瘘(肠瘘)。

　　嵌顿性疝和绞窄性疝实际上是一个病理过程的两个阶段,临床上很难截然区分。肠管嵌顿或绞窄时,临床上还同时伴有急性机械性肠梗阻。但有时嵌顿的内容物仅为部分肠壁,系膜侧肠壁及其系膜并未进入疝囊,肠腔并未完全梗阻,这种疝称为肠管壁疝或 Richter 疝(图 8-2)。有些嵌顿肠管可包括几个肠袢,或呈"W"形,疝囊内各嵌顿肠袢之间的肠管可隐藏在腹腔内,这种情况称为逆行性嵌顿(图8-3)。肠管发生绞窄时,不仅疝囊内的肠管可坏死,腹腔内的中间肠袢也可坏死;有时疝囊内的肠袢尚存活,而腹腔内的肠袢已坏死。所以,在手术处理嵌顿或绞窄性疝时,必须把腹腔内有关肠袢牵出检查,以策安全。

　　儿童的疝,因疝环组织比较柔软,嵌顿后很少发生绞窄。

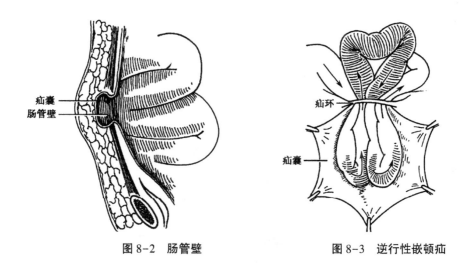

图 8-2　肠管壁　　　　　图 8-3　逆行性嵌顿疝

第二节　腹股沟疝

　　腹股沟区是前外下腹壁一个三角形区域,其下界为腹股沟韧带,内界为腹直肌外侧缘,上界为髂前上棘至腹直肌外侧缘的一条水平线。腹股沟疝就是指发生在这个区域的腹外疝。

　　腹股沟疝有多种分类法,通常将其分为斜疝和直疝两种。疝囊经过腹壁下动脉外侧的腹股沟管深环(内环)突出,向内、向下、向前斜行经过腹股沟管,再穿出腹股沟管浅环(皮下环),并可进入阴囊,称为腹股沟斜疝(indirect inguinal hernia)。囊经腹壁下动脉内侧的直疝三角区直接由后向则突出,不经过内环,也不进入阴囊,为腹股沟直疝(direct inguinal hernia)。

斜疝是最多见的腹外疝,发病率约占全部腹外疝的75%~90%,或占腹股沟疝的85%~95%。斜疝可见于儿童及成年人,直疝多见于老年人。腹股沟疝发生率男多于女,约为15:1;右侧比左侧多见。

(一)腹股沟区解剖概要

1.腹股沟区的解剖层次由浅而深,有以下各层:

(1)皮肤、皮下组织和浅筋膜。

(2)腹外斜肌:其在髂前上棘与脐之间连线以下移行为腱膜,即腹外斜肌腱膜。该腱膜下缘在髂前上棘至耻骨结节之间向后、向上反折并增厚形成腹股沟韧带。韧带内侧端一小部分纤维又向后、向下转折而形成腔隙韧带(陷窝韧带),它填充着腹股沟韧带和耻骨梳之间的交角,其边缘呈弧形,为股环的内侧缘。腔隙韧带向外侧延续的部分附着于耻骨梳,为耻骨梳韧带(图8-4)。这些韧带在腹股沟疝传统的修补手术中极为重要。腹外斜肌腱膜纤维在耻骨结节上外方形成一三角形的裂隙,即腹股沟管浅环(外环或皮下环)。腱膜深面与腹内斜肌之间有髂腹下神经及髂腹股沟神经通过,在施行疝手术时应避免其损伤。

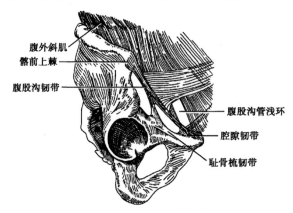

图8-4　腹股沟区的韧带

(3)腹内斜肌和腹横肌:腹内斜肌在此区起自腹股沟韧带的外侧1/2。肌纤维向内上走行,其下缘呈弓状越过精索前方、上方,在精索内后侧止于耻骨结节。腹横肌在此区起自腹股沟韧带外侧1/3,其下缘也呈弓状越过精索上方,在精索内后侧与腹内斜肌融合而形成腹股沟镰(或称联合腱),也止于耻骨结节。

(4)腹横筋膜:位于腹横肌深面。其下面部分的外侧1/2附着于腹股沟韧带,内侧1/2附着于耻骨梳韧带。腹横筋膜至腹股沟韧带向后的游离缘处加厚形成髂耻束(图8-5),现代疝修补术特别强调这一结构。在腹股沟中点上方2cm、腹壁下动脉外侧处,男性精索或女性子宫圆韧带穿过腹横筋膜而造成一个卵圆形裂隙,即为腹股沟管深环(内环或腹环)。在男性,腹横筋膜由此向下包绕精索,成为精索内筋膜。深环内侧的横筋膜组织较增厚,称凹间韧带(图8-6,图8-7)。在腹股沟内侧1/2,腹横筋膜还覆盖着股动、静脉,并在腹股沟韧带后方伴随这些血管下行至股部。

(5)腹膜外脂肪和壁腹膜:腹膜外脂肪层又称腹膜外筋膜,位于腹膜壁层和腹横筋膜之间,含有不同程度的脂肪组织。在现代疝修补术中,特别强调腹膜前间隙(又称Bogros间隙)这一结构。腹膜前间隙是指壁腹膜和腹横筋膜间的间隙。这个间隙由壁腹膜在到达耻骨前向髂窝反折而形成,外侧为髂筋膜,前方是腹横筋膜,后方是壁腹膜。Bogros间隙内没有任何血管和神经等实质性结构,只有少量疏松的脂肪组织散在其中,腹膜前无张力疝修补手术的补片就放置于该处。

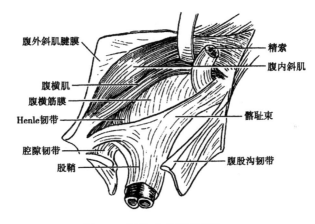

图8-5　髂耻束的解剖部位

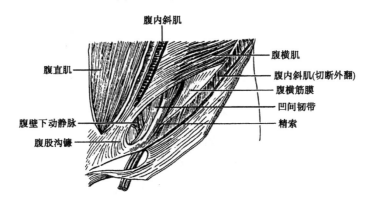

图8-6　左腹股沟区解剖层次(前面观)

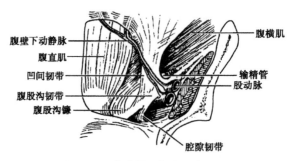

图 8-7　右腹股区解剖（后面观）

综上所述，在腹内斜肌和腹横肌的弓状下缘与腹股沟韧带之间有一空隙存在，在腹股沟内侧 1/2 部分，腹壁强度较为薄弱，这就是腹外疝好发于腹股沟区的重要原因。

2.腹股沟管解剖

腹股沟管位于腹前壁、腹股沟韧带内上方，大体相当于腹内斜肌、腹横肌弓状下缘与腹股沟韧带之间的空隙。成年人腹股沟管的长度为 4~5cm。腹股沟管的内口即深环，外口即浅环。它们的大小一般可容一指尖。以内环为起点，腹股沟管的走向由外向内、由上向下、由深向浅斜行。腹股沟管的前壁有皮肤、皮下组织和腹外斜肌腱膜，但外侧 1/3 部分尚有腹内斜肌覆盖；管的后壁为腹横筋膜和腹膜，其内侧 1/3 尚有腹股沟镰；上壁为腹内斜肌、腹横肌的弓状下缘；下壁为腹股沟韧带和腔隙韧带。女性腹沟管内有子宫圆韧带通过，男性则有精索通过。

3.直疝三角（Hesselbach 三角）

外侧边是腹壁下动脉，内侧边为腹直肌外侧缘，底边为腹股沟韧带。此处腹壁缺乏完整的腹肌覆盖，且腹横筋膜又比周围部分为薄，故易发生疝。腹股沟直疝即在此由后向前突出，故称直疝三角（图 8-8）。直疝三角与腹股沟管深环之间有腹壁下动脉和凹间韧带相隔。

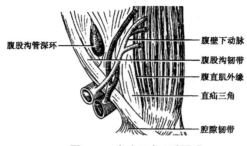

图 8-8　直疝三角（后面观）

(二)发病机制

有先天性和后天性之分。

1.先天性解剖异常

胚胎早期,睾丸位于腹膜后第 2~3 腰椎旁,以后逐渐下降,同时在未来的腹股沟管深环处带动腹膜、横筋膜以及各肌经腹股沟管逐渐下移,并推动皮肤而形成阴囊。随之下移的腹膜形成鞘突,睾丸紧贴在其后壁。鞘突下段在婴儿出生后不久成为睾丸固有鞘膜,其余部分自行萎缩闭锁而形成纤维索带。如鞘突不闭锁或闭锁不完全,就成为先天性斜疝的疝囊(图 8-9)。右侧睾丸下降比左侧略晚,鞘突闭锁也较迟,故右侧腹股沟疝较多。

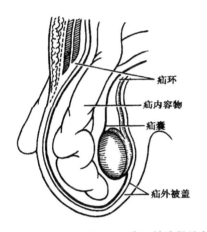

图 8-9　先天性腹股狗斜疝

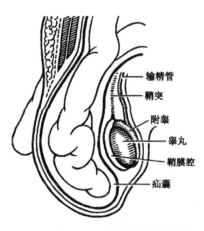

图 8-10　后天性腹股狗斜疝

2.后天性腹壁薄弱或缺损

任何腹外疝,都存在腹横筋膜不同程度的薄弱或缺损。此外,腹横肌和腹内斜肌发育不全对发病也起着重要作用。腹横筋膜和腹横肌的收缩可把凹间韧带牵向上外方,而在腹内斜肌深面关闭了腹股沟深环。如腹横筋膜或腹横肌发育不全,这一保护作用就不能发挥而容易发生疝(图 8-10)。已知腹肌松弛时弓状下缘与腹股沟韧带是分离的。但在腹内斜肌收缩时,弓状下缘即被拉直而向腹股沟韧带靠拢,有利于覆盖精索并加强腹股沟管前壁。因此,腹内斜肌弓状下缘发育不全或位置偏高者易发生腹股沟疝(特别是直疝)。

(三)临床表现和诊断

重要的临床表现是腹股沟区有一突出的肿块。有的病人开始时肿块较小,仅仅通过深环刚进入腹股沟管,疝环处仅有轻度坠胀感,此时诊断较为困难;一旦肿块明显,并穿过浅环甚或进入阴囊,诊断就较容易。

1. 易复性斜疝

除腹股沟区有肿块和偶有胀痛外,并无其他症状。肿块常在站立、行走、咳嗽或劳动时出现,多呈带蒂柄的梨形,并可降至阴囊或大阴唇。用手按肿块并嘱病人咳嗽,可有膨胀性冲击感。如病人平卧休息或用手将肿块向腹腔推送,肿块可向腹腔回纳而消失。回纳后,以手指通过阴囊皮肤伸入浅环,可感浅环扩大、腹壁软弱;此时如嘱病人咳嗽,指尖有冲击感。用手指紧压腹股沟管深环,让病人起立并咳嗽,斜疝疝块并不出现;但移去手指后,可见疝块由外上向内下鼓出。疝内容物如为肠袢,则肿块柔软、光滑,叩之呈鼓音;回纳疝块时常有阻力;一旦回纳,疝块即消失,并常在肠袢进入腹腔时发出咕噜声。内容物如为大网膜,则肿块坚韧呈浊音,回纳缓慢。

2. 难复性斜疝

除胀痛稍重外,其主要特点是疝块不能完全回纳。滑动性斜疝疝块除了不能完全回纳外,尚有消化不良和便秘等症状。滑动性疝多见于右侧,左右发病率约为1∶6。滑动疝虽不多见,但滑入疝囊的盲肠或乙状结肠可能在疝修补手术时被误认为疝囊的一部分而被切开,应特别注意。

3. 嵌顿性疝

通常发生在斜疝,强力劳动或排便等腹内压骤增是其主要原因。临床上表现为疝块突然增大,并伴有明显疼痛。平卧或用手推送不能使肿块回纳。肿块紧张发硬,且有明显触痛。嵌顿内容物如为大网膜,局部疼痛常较轻微;如为肠袢,不但局部疼痛明显,还可伴有腹部绞痛、恶心、呕吐、便秘、腹胀等机械性肠梗阻的临床表现。疝一旦嵌顿,自行回纳的机会较少;多数病人的症状逐步加重。如不及时处理,终将成为绞窄性疝。Richter疝嵌顿时,由于局部肿块不明显,又不一定有肠梗阻表现,容易被忽略。

4. 绞窄性疝

临床症状多较严重。但在肠袢坏死穿孔时,疼痛可因疝块压力骤降而暂时有所缓解。因此,疼痛减轻而肿块仍在者,不可认为是病情好转。绞窄时间较长者,由于疝内容物发生感染,侵及周围组织,引起疝外被盖组织的急性炎症。严重者可发生脓毒症。

5. 腹股沟直疝

常见于年老体弱者,其主要临床表现是当病人直立时,在腹股沟内侧端、耻骨结节上外方出现一半球形肿块,并不伴有疼痛或其他症状。直疝囊颈宽大,疝内容物又直接从后向前顶出,故平卧后疝块多能自行消失,不需用手推送复位。直疝绝不进入阴囊,极少发生嵌顿。疝内容物常为小肠或大网膜。膀胱有时可进入疝囊,成为滑动性直疝,此时膀胱即成为疝囊的一部分,手术时应予以注意。

腹股沟疝的诊断一般不难,但确定是腹股沟斜疝还是直疝,有时并不容易。特别困难者,可进行疝囊造影检查。方法是:在下腹部穿刺注入造影剂后变换体位,2~4 分钟后俯卧位摄片。

(四)鉴别诊断

腹股沟疝需与以下常见疾病相鉴别。

1. 睾丸鞘膜积液

鞘膜积液所呈现的肿块完全局限在阴囊内,其上界可以清楚地摸到;用透光试验检查肿块,鞘膜积液多为透光(阳性),而疝块则不能透光。应该注意的是,幼儿的疝块,因组织菲薄,常能透光,勿与鞘膜积液混淆。腹股沟斜疝时,可在肿块后方触及实质感的睾丸;鞘膜积液时,睾丸在积液中间,故肿块各方均呈囊性而不能触及实质感的睾丸。

2. 交通性鞘膜积液

肿块的外形与睾丸鞘膜积液相似。于每日起床后或站立活动时肿块缓慢地出现并增大。平卧或睡觉后肿块逐渐缩小,挤压肿块,其体积也可逐渐缩小。透光试验为阳性。

3. 精索鞘膜积液

肿块较小,在腹股沟管内,牵拉同侧睾丸可见肿块移动。

4. 隐睾

腹股沟管内下降不全的睾丸可被误诊为斜疝或精索鞘膜积液。隐睾肿块较小,挤压时可出现特有的胀痛感觉。如患侧阴囊内睾丸缺如,则诊断更为明确。

5. 急性肠梗阻

肠管被嵌顿的疝可伴发急性肠梗阻,但不应仅满足于肠梗阻的诊断而忽略疝的存在;尤其是病人比较肥胖或疝块比较小时,更易发生这类问题而导致治疗上的错误。

（五）治疗

除少数特殊情况外，腹股沟疝一般均应尽早施行手术治疗。

1. 非手术治疗

1 岁以下婴幼儿可暂不手术。年老体弱或伴有其他严重疾病而禁忌手术者，白天可在回纳疝内容物后，将医用疝带一端的软压垫对着疝环顶住，阻止疝块突出。长期使用疝带可使疝囊颈经常受到摩擦变得肥厚坚韧而增加疝嵌顿的发病率，并有促使疝囊与疝内容物发生粘连的可能。

2. 手术治疗

最有效的治疗方法是手术修补。但如有慢性咳嗽、排尿困难、便秘、腹水、妊娠等腹内压力增高情况或糖尿病存在时，手术前应先予处理；否则术后易复发。手术方法可归纳为传统的疝修补术、无张力疝修补术和腹腔镜疝修补术。

（1）传统的疝修补术：手术的基本原则是疝囊高位结扎、加强或修补腹股沟管管壁。

疝囊高位结扎术：显露疝囊颈，予以高位结扎或贯穿缝合，然后切去疝囊。这样就能堵住腹内脏器进入疝囊的通道。结扎偏低只是把一个较大的疝囊转化为一个较小的疝囊，不能达到治疗目的。婴幼儿的腹肌在发育中可逐渐强壮而使腹壁加强，单纯疝囊高位结扎常能获得满意的疗效，不需施行修补术。

加强或修补腹股沟管管壁：成年腹股沟疝病人都存在程度不同的腹横筋膜和腹股沟管后壁薄弱或缺损，单纯疝囊高位结扎不足以预防腹股沟疝的复发，只有在薄弱或缺损的腹横筋膜和腹股沟管后壁得到加强或修补之后，才有可能得到彻底的治疗。

传统疝修补术加强腹股沟管后壁常用的方法有 Bassini 法、Halsted 法、McVay 法和 Shouldice 法，其共同点是利用自身组织进行修补。前三种修补术有一共同缺点，即将不同结构的解剖层次强行缝合在一起，张力较大，不利于愈合，在现代疝修补术中的使用已逐渐减少。Shouldice 法把疝修补手术的重点放在腹横筋膜这一层次上，将腹横筋膜自耻骨结节处向上切开，直至内环，然后将切开的两叶予以重叠缝合，先将外下叶缝于内上叶的深面，再将内上叶的边缘缝于髂耻束上，以再造合适的内环，发挥其括约肌作用，然后将腹内斜肌下缘和联合腱缝于腹股沟韧带深面。

浅环通常在修补术中显露疝囊前切开，缝合切口时可再塑，使其缩小。

（2）无张力疝修补术（tension-free hernioplasty）：传统的疝修补术都存在缝合

张力大、术后手术部位有牵扯感、疼痛和修补的组织愈合差等缺点。现代疝手术强调在无张力的情况下进行缝合修补。常用的修补材料是合成纤维网补片。其最大优点是易于获取,应用方便,术后疼痛较轻。无张力疝修补不打乱腹股沟区的正常解剖层次,只是在腹股沟管的后壁或腹膜前间隙放置补片,加强了薄弱的腹横筋膜和腹股沟管后壁,纠正了腹股沟区的解剖异常和最大限度地恢复腹股沟区的正常解剖和生理功能,具有非常明确的解剖学基础。但因嵌顿疝行急诊手术时,若存在感染风险则不提倡使用补片,对腹股沟管未发育完全的儿童也不提倡使用补片。

常用的无张力疝修补术有以下几种:①平片无张力疝修补术(Lichtenstein 手术):是将相应大小的补片置于腹股沟管后壁,主要用于初发的腹股沟斜疝和直疝及缺损小于 3.5cm 的复发性腹股沟斜疝和直疝;②疝环充填式无张力疝修补术(mesh plug & patch):是将一个锥形网塞置入已还纳疝囊的疝环中并固定,再用一补片加强腹股沟管后壁;③巨大补片加强内囊手术(giant prosthetic reinforce of the visceral sac,GPRVS):又称 Stoppa 手术,是将一张大的补片置于腹膜与腹横筋膜之间,补片以内环口为中心展开,以加强腹横筋膜缺损或耻骨肌孔,主要用于复杂疝和复发可能性较大的疝;@ PHS(prolene hernia system)手术,该手术使用一"工"字形补片装置,该装置包括上、下两层补片及一个类似塞子的中间结合体,下层补片置于腹膜前间隙,用于加强耻骨肌孔,中间结合体用于加强疝环,上层补片用于加强腹股沟管后壁;⑤Kugel 手术,一种在 Stoppa 手术基础上改进的腹膜前修补术,该术式使用带聚丙烯弹力记忆环的补片,有助于补片在腹膜前间隙展开并保持原有形状。

(3)腹腔镜疝修补术:方法有四种:①经腹腔的腹膜前修补(transabdominal preperitoneal prosthesis,TAPP);②全腹膜外修补(totally extraperitoneal prosthesis,TEP);③腹腔内补片修补(intraperitoneal onlay mesh,IPOM);④单纯沛环缝合法。前 3 种方法的基本原理是,从内部用合成纤维网片加强腹壁的缺损;最后一种方法用疝钉或缝线使内环缩小,只用于较小的、病症较轻的斜疝。腹腔镜疝修补术价格较贵,临床应用尚少。

3. 嵌顿性和绞窄性疝的处理原则

嵌顿性疝具备下列情况者可先试行手法复位:①嵌顿时间在 3~4 小时以内,局部压痛不明显,也无腹部压痛或腹肌紧张等腹膜刺激征者;②年老体弱或伴有其他较严重疾病而估计肠袢尚未绞窄坏死者。复位方法是让病人取头低足高卧位,注射吗啡或哌替啶,以止痛和镇静,并松弛腹肌。然后托起阴囊,持续缓慢地将疝块推向腹腔,同时用左手轻轻按摩浅环和深环以协助疝内容物回纳。此法虽有可能使早期嵌顿性斜疝复位,暂时避免了手术,但有挤破肠管,把已坏死的肠管送回腹腔,或疝块虽消失而实际仍有一部分肠管未回纳等可能。因此,手法必须轻柔,切忌粗暴;复位后还需严密观察腹部情况,注意有无腹膜炎或肠梗阻的表现。如有这些表现,应尽早手术探查。由于嵌顿性疝复位后,疝并未得到根治,大部分病人迟早仍需手术修补,而手法复位本身又带有一定危险性,所以要严格掌握其指征。

除上述情况外,嵌顿性疝原则上需要紧急手术治疗,以防止疝内容物坏死并解除伴发的肠梗阻。绞窄性疝的内容物已坏死,更需手术。术前应做好必要的准备,如有脱水和电解质紊乱,应迅速补液或输血。这些准备工作极为重要,可直接影响手术效果。手术的关键在于正确判断疝内容物的活力,然后根据病情确定处理方法。在扩张或切开疝环、解除疝环压迫的前提下,凡肠管呈紫黑色,失去光泽和弹性,刺激后无蠕动和相应肠系膜内无动脉搏动者,即可判定为肠坏死。如肠管尚未坏死,则可将其送回腹腔,按一般易复性疝处理。不能肯定是否坏死时,可在其系膜根部注射 0.5%普鲁卡因 60~80ml,再用温热等渗盐水纱布覆盖该段肠管;或将该段肠管暂时送回腹腔,10~20 分钟后,再行观察。如果肠壁转为红色,肠蠕动和肠系膜内动脉搏动恢复,则证明肠管尚具有活力,可回纳腹腔。如肠管确已坏死,或经上述处理后病理改变未见好转,或一时不能肯定肠管是否已失去活力时,则应在病人全身情况允许的前提下,切除该段肠管并进行一期吻合。病人情况不允许肠切除吻合时,可将坏死或活力可疑的肠管外置于腹外,并在其近侧段切一小口,插入一肛管,以期解除梗阻;7~14 日后,全身情况好转,再施行肠切除吻合术。绞窄的内容物如系大网膜,可予切除。

手术处理中应注意:①如嵌顿的肠袢较多,应特别警惕逆行性嵌顿的可能。不仅要检查疝囊内肠袢的活力,还应检查位于腹腔内的中间肠袢是否坏死;②切勿把活力可疑的肠管送回腹腔,以图侥幸;③少数嵌顿性或绞窄性疝,临手术时因麻醉的作用疝内容物自行回纳腹内,以致在术中切开疝囊时无肠袢可见。遇此情况,必须仔细探查肠管,以免遗漏坏死肠袢于腹腔内;必要时另作腹部切口探查之;④凡施行肠切除吻合术的病人,因手术区污染,在高位结扎疝囊后,一般不宜作疝修补术,以免因感染而致修补失败。

4.复发性腹股沟疝的处理原则

腹股沟疝修补术后发生的疝称复发性腹股沟疝(简称复发疝),包括以下 3 种情况:

(1)真性复发疝:由于技术上的问题或病人本身的原因,在疝手术的部位再次发生疝。再发生的疝在解剖部位及疝类型上,与初次手术的疝相同。

（2）遗留疝：初次疝手术时，除了手术处理的疝外，还有另外的疝，也称伴发疝。由于伴发疝较小，临床上未发现，术中又未进行彻底的探查，成为遗留的疝。

（3）新发疝：初次疝手术时，经彻底探查并排除了伴发疝，疝修补手术也是成功的。手术若干时间后在不同部位再发生疝，称为新发疝。

疝再次修补手术应由能够作不同类型疝修补术的经验丰富的医师施行，所采用的术式应根据每个病例术中所见来决定，而辨别其复发类型并非必要。

第三节　股　疝

疝囊通过股环、经股管向卵圆窝突出的疝，称为股疝（femoral hernia）。发病率约占腹外疝的 3%～5%，多见于 40 岁以上妇女。女性骨盆较宽广、联合肌腱和腔隙韧带较薄弱，以致股管上口宽大松弛故而易发病。妊娠是腹内压增高的主要原因。

（一）股管解剖概要

股管是一个狭长的漏斗形间隙，长约 1～1.5cm，内含脂肪、疏松结缔组织和淋巴结。股管有上下两口。上口称股环，直径约 1.5cm，有股环隔膜覆盖；其前沿为腹股沟韧带，后缘为耻骨梳韧带，内缘为腔隙韧带，外缘为股静脉。股管下口为卵圆窝。卵圆窝是股部深筋膜（阔筋膜）上的一个薄弱部分，覆有一层薄膜，称筛状板。它位于腹股沟韧带内侧端的下方，下肢大隐静脉在此处穿过筛状板进入股静脉。

（二）病理解剖

在腹内压增高的情况下，对着股管上口的腹膜，被下坠的腹内脏器推向下方，经股环向股管突出而形成股疝。疝块进一步发展，即由股管下口顶出筛状板而至皮下层。疝内容物常为大网膜或小肠。由于股管几乎是垂直的，疝块在卵圆窝处向前转折时形成一锐角，且股环本身较小，周围多有坚韧的韧带，因此股疝容易嵌顿。在腹外疝中，股疝嵌顿者最多，高达 60%。股疝一旦嵌顿，可迅速发展为绞窄性疝，应特别注意。

（三）临床表现

疝块往往不大，呈半球形，位于腹股沟韧带下方卵圆窝处。平卧回纳内容物后，疝块有时不能完全消失，这是因为疝囊外有很多脂肪堆积的缘故。由于疝囊颈较小，咳嗽冲击感不明显。易复性股疝的症状较轻，常不为病人所注意，尤其在肥胖者更易疏忽。一部分病人可在久站或咳嗽时感到患处胀痛，并有可复性肿块。

股疝如发生嵌顿,除引起局部明显疼痛外,也常伴有较明显的急性机械性肠梗阻,严重者可以掩盖股疝局部症状。

(四)鉴别诊断

应注意与下列疾病鉴别:

1.腹股沟斜疝

腹股沟斜疝位于腹股沟韧带的上内方,股疝则位于腹股韧带的下外方,一般不难鉴别诊断。应注意的是,较大的股疝除疝块的一部分位于腹股沟韧带下方以外,一部分有可能在皮下伸展至腹股沟韧带上方。用手指探查外环是否扩大,有助于两者的鉴别。

2.脂肪瘤

股疝疝囊外常有一增厚的脂肪组织层,在疝内容物回纳后,局部肿块不一定完全消失。这种脂肪组织有被误诊为脂肪瘤的可能。两者的不同在于脂肪瘤的基底并不固定,活动度较大,股疝基底是固定而不能被推动。

3.肿大的淋巴结

嵌顿性股疝常误诊为腹股沟区淋巴结炎。

4.大隐静脉曲张结节样膨大

卵圆窝处结节样膨大的大隐静脉在站立或咳嗽时增大,平卧时消失,可能被误诊为易复性股疝。压迫股静脉近心端可使结节样膨胀增大;此外,下肢其他部分同时有静脉曲张对鉴别诊断有重要意义。

5.髂腰部结核性脓肿

脊柱或骶髂关节结核所致寒性脓肿可沿腰大肌流至腹股沟区,并表现为一肿块。这一肿块也可有咳嗽冲击感,且平卧时也可暂时缩小,可与股疝相混淆。仔细检查可见这种脓肿多位于腹股沟的外侧部、偏髂窝处,且有波动感。检查脊柱常可发现腰椎有病征。

(五)治疗

股疝容易嵌顿,一旦嵌顿又可迅速发展为绞窄性,因此应尽早手术治疗。对于嵌顿性或绞窄性股疝,更应紧急手术。

传统的疝修补术中最常用的是 McVay 修补法。此法不仅能加强腹股沟管后壁而用于修补腹股沟疝,同时还能堵住股环而用于修补股疝。另一方法是在处理疝囊之后,在腹股沟韧带下方把腹股沟韧带、腔隙韧带和耻骨肌筋膜缝合在一起,借以关闭股环。若采用无张力疝修补术,宜选用疝环充填式无张力修补术。部分病人也可考虑施行腹腔镜修补术。

嵌顿性或绞窄性股疝手术时,因疝环狭小,回纳疝内容物常有一定困难。遇有这种情况时,可切断腹股沟韧带以扩大股环。但在疝内容物回纳后,应仔细修复被切断的韧带。

第四节　其他腹外疝

一、切口疝

切口疝(incisional hernia)是发生于腹壁手术切口处的疝。比较常见,占腹外油的第3位。腹部手术后切口获得一期愈合者,切口疝的发病率通常在1%以下;如切口发生感染,则发病率可达10%;伤口裂开者甚至可高至30%。

在各种常用的腹部切口中,最常发生切口疝的是经腹直肌切口;下腹部因腹直肌后鞘不完整而更多。其次为正中切口和旁正中切口。

腹部切口疝多见于腹部纵形切口,原因是:除腹直肌外,腹壁各层肌及筋膜、鞘膜等组织的纤维大体上都是横向走行的,纵形切口势必切断这些纤维:在缝合这些组织时,缝线容易在纤维间滑脱;已缝的组织又经常受到肌肉的横向牵引力而容易发生切口哆裂。此外,纵形切口虽不致切断强有力的腹直肌,但因肋间神经可被切断,其强度可能因此而降低。除上述解剖因素外,手术操作不当是导致切口疝的重要原因。其中最主要的是切口感染所致腹壁组织破坏(由此引起的腹部切口疝占全部病例的50%左右)。其他如留置引流物过久,切口过长以致切断肋间神经过多,腹壁切口缝合不严密,手术中因麻醉效果不佳、缝合时强行拉拢创缘而致组织撕裂等情况均可导致切口疝的发病。手术后腹部明显胀气或肺部并发症导致剧烈咳嗽而致腹内压骤增,也可使切口内层哆裂而发生切口疝。此外,创口愈合不良也是一个重要因素。发生切口愈合不良的原因很多,如切口内血肿形成、肥胖、老龄、营养不良或某些药物(如皮质激素)。

腹部切口疝的主要症状是腹壁切口处逐渐膨隆,有肿块出现。肿块通常在站立或用力时更为明显,平卧休息则缩小或消失。较大的切口疝有腹部牵拉感,伴食欲减退、恶心、便秘、腹部隐痛等表现。多数切口疝无完整疝囊,则疝内容物常可与腹膜外腹壁组织粘连而成为难复性疝,有时还伴有不完全性肠梗阻。

检查时可见切口瘢痕处肿块,小者直径数厘米,大者可达10~20cm,甚至更大。

有时疝内容物可达皮下。此时常可见到肠型和肠蠕动波,触及可感到肠管咕噜声引起的颤动。肿块复位后,多数能触及腹肌裂开所形成的疝环边缘。腹壁肋间神经损伤后腹肌薄弱所致切口疝,虽有局部膨隆,但无边缘清楚的肿块,也不能明确触及疝环。

切口疝的疝环一般比较宽大,很少发生嵌顿。

治疗:原则上应手术治疗。手术步骤:①切除疝表面原手术切口瘢痕;②显露疝环,沿其边缘清楚地解剖出腹壁各层组织;③回纳疝内容物后,在无张力的条件下拉拢疝环边缘,逐层细致地缝合健康的腹壁组织,必要时可用重叠缝合法加强之。以上要求对于较小的切口疝是容易做到的。对于较大的切口疝,可用自体筋膜组织或补片进行修补,置入的补片要超过缺损缘 3~4cm。如在张力较大的情况下强行拉拢,即使勉强完成了缝合修补,术后难免不再复发。

二、脐疝

疝囊通过脐环突出的疝称脐疝(umbilical hernia)。有小儿脐疝和成人脐疝之分,两者发病原因及处理原则不尽相同。小儿脐疝是脐环闭锁不全或脐部瘢痕组织不够坚强,在腹内压增加的情况下发生。小儿腹内压增高的主要原因有经常啼哭和便秘。小儿脐疝多属易复性,临床上表现为啼哭时脐疝脱出,安静时肿块消失。疝囊颈一般不大,但极少发生嵌顿和绞窄。有时,小儿脐疝的覆盖组织可因外伤或感染而溃破。

临床发现没有闭锁的脐环延迟至 2 岁时多能自行闭锁。因此,除了嵌顿或穿破等紧急情况外,在小儿 2 岁之前可采取非手术疗法。满 2 岁后,如脐环直径仍大于 1.5cm,则可手术治疗。原则上,5 岁以上儿童的脐疝均应采取手术治疗。

非手术治疗的方法是,回纳疝块后,用一大于脐环、外包纱布的硬币或小木片抵住脐环,然后用胶布或绷带加以固定勿使移动。6 个月以内的婴儿采用此法治疗,效果较好。

成人脐疝为后天性疝,较少见;多数是中年经产妇女。由于疝环狭小,成人脐疝发生嵌顿或绞窄者较多,故应采取手术疗法。孕妇或肝硬化腹水者,如伴发脐疝,有时会发生自发性或外伤性穿破。

脐疝手术修补的原则是切除疝囊,缝合疝环;必要时可重叠缝合疝环两旁的组织。手术时应注意保留脐眼,以免对病人(特别是小儿)产生心理上的影响。

三、白线疝

白线疝(hernia of linea alba)可发生于腹壁正中线(即白线)的不同部位,但绝大多数在脐上,故也称上腹疝。

白线的腱纤维均为斜行交叉,这一结构可使白线作出形态和大小改变以适应在躯体活动或腹壁呼吸活动时的变化,如在伸长时白线变窄,缩短时变阔。但当腹胀时又需同时伸长和展宽,就有可能撕破交叉的腱纤维,从而逐渐形成白线疝。上腹部白线深面是镰状韧带,它所包含的腹膜外脂肪常是早期白线疝的内容物。白线疝进一步发展,突出的腹膜外脂肪可把腹膜向外牵出形成一疝囊,于是腹内组织(通常是大网膜)可通过疝囊颈而进入疝囊。下腹部两侧腹直肌靠得较紧密,白线部腹壁强度较高,故很少发生疝。

早期白线疝肿块小而无症状,不易被发现。以后可因腹膜受牵拉而出现明显的上腹疼痛,并伴有消化不良、恶心、呕吐等症状。病人平卧,将疝块回纳后,常可在白线区触及缺损的空隙。

疝块较小而又无明显症状者,可不必治疗。症状明显者,可行手术。一般只需切除突出的脂肪,缝合白线的缺损。如果有疝囊存在,则应结扎囊颈,切除疝囊,并缝合疝环(即白线缺损)。白线缺损较大者,可用补片修补。

第九章　阑尾疾病

第一节　解剖生理概要

阑尾一般位于盲肠后内侧壁三条结肠带的汇集处。因此,沿盲肠前面的结肠带向下端追踪可找到阑尾根部,其体表投影相当于脐与右髂前上棘连线的中外1/3交界处,称为麦氏(McBurney)点。麦氏点是选择阑尾手术切口的标记点。由于阑尾系膜的游离缘短于阑尾,故阑尾均有不同程度的卷曲,外形似蚯蚓。阑尾的长度差异较大,一般在6~8cm间,短者仅为一痕迹,长者可达30cm。阑尾的外径约0.5~1.0cm。阑尾的先天性畸形有三种:①阑尾缺如,十分罕见;②阑尾全部或部分重复或多阑尾;③阑尾腔节段闭锁,后两者也不多见。

阑尾根部的位置取决于盲肠的位置,一般在右下腹,但也可高达肝下方,低至盆腔内,甚至越过中线至左下腹。阑尾尖端的位置决定病人腹痛、肌紧张及压痛的部位,故阑尾炎时,可出现不同的症状和体征。阑尾尖端指向有六种类型:①回肠前位,相当于时钟0~3点位,尖端指向左上;②盆位,相当于3~6点位,尖端指向盆腔,若下达小骨盆腔与右输尿管盆段、膀胱、直肠或女性的右输卵管和卵巢接触时,此种情况的阑尾炎常可同时出现膀胱、直肠的刺激症状,甚至并发输卵管炎和卵巢炎;③盲肠后位,相当于9~12点位,在盲肠后方,髂肌前,尖端向上,位于腹膜后。此种阑尾炎的临床体征轻,易误诊,手术显露及切除有一定难度;④盲肠下位,相当于6~9点,尖端向右下,全部位于右髂窝;⑤盲肠外侧位,相当于9~10点,位于腹腔内,盲肠外侧;⑥回肠后位,相当于0~3点,但在回肠后方,急性化脓性炎症时,体征不及回肠前位者显著。

阑尾系膜为两层腹膜包绕阑尾形成的一个三角形皱襞,其内含有血管、淋巴管和神经。阑尾系膜内的血管,主要由阑尾动、静脉组成,经过回肠末端后走行于阑尾系膜的游离缘。阑尾动脉系回结肠动脉的分支,是一种无侧支的终末动脉,当血运障碍时,易导致阑尾坏死。阑尾静脉与阑尾动脉伴行,最终回流入门静脉。当阑尾发生炎症时,细菌栓子脱落可引起门静脉炎和细菌性肝脓肿。阑尾的淋巴管与系膜内血管伴行,引流到回结肠淋巴结。阑尾的神经由交感神经纤维经腹腔丛和内脏小神经传入,由于其传入的脊髓节段在第 10、11 胸节,所以当急性阑尾炎发病开始时,常表现为脐周的牵涉痛,属内脏性疼痛。

阑尾壁的组织结构与结肠近似,也分为四层。阑尾黏膜由结肠上皮构成。阑尾黏膜深部有嗜银细胞,是发生阑尾类癌的组织学基础。正常阑尾黏膜上皮细胞能分泌少量(0.25~2ml/d)黏液。黏膜和黏膜下层中含有较丰富的淋巴组织。阑尾肌层分布不均,可有局部缺如。阑尾腔的远端为盲端,近端开口于盲肠,位于回盲瓣下方 2~3cm 处。婴儿和幼儿的阑尾腔较宽大;成年人很细,直径约 0.2~0.3cm,基底部可能更狭小,容积仅 0.1ml。

阑尾参与 B 淋巴细胞的产生和成熟,可能起免疫监督作用。阑尾的淋巴组织在出生后 2 周就开始出现,12~20 岁时达高峰期,有 200 多个淋巴滤泡。以后逐渐减少,30 岁后滤泡明显减少,60 岁后完全消失。故切除成人的阑尾,无损于机体的免疫功能。

第二节 急性阑尾炎

急性阑尾炎(acute appendicitis)是外科最常见的疾病,典型临床表现为转移性右下腹痛,伴发热、恶心及呕吐,右下腹有固定压痛点。1886 年,Fitz 首先将本病命名为"阑尾炎",提倡用阑尾切除术治疗本病。1894 年,McBurney 采用分离右下腹肌肉的手术切口行阑尾切除术,后人将其称为"麦氏切口",沿用至今。1982 年,Semm 首次报道了腹腔镜阑尾切除病例,在过去的几十年来这一技术已得到了广泛应用。急性阑尾炎可在各个年龄人群中发病,但以 20~30 岁青壮年发病率最高,约占 40%;男多于女,约为 3∶2。本病的治疗原则是早期诊断、早期手术,效果良好。少数病人临床表现不典型,易被误诊而延误病情,应特别注意。

(一)病因

1. 阑尾管腔阻塞

是急性阑尾炎最主要的病因。阑尾管壁中的淋巴滤泡明显增生及管腔中的粪石或结石是引起阑尾管腔阻塞的两大常见原因,分别多见于年轻人及成年人。异物、炎性狭窄、食物残渣、蛔虫、肿瘤等则是较少见的原因。阑尾管腔细长、开口狭小、不同程度的卷曲,都是造成阑尾管腔易于阻塞的因素。阑尾管腔阻塞后,阑尾仍继续分泌黏液,腔内压力上升,血运发生障碍,使阑尾炎症加剧。

2. 细菌入侵

阑尾与结肠相通,腔内本已有很多微生物,远端又是盲端,所以发生梗阻时,存留在远端死腔内的细菌很容易繁殖,分泌内毒素和外毒素,损伤黏膜上皮并使黏膜形成溃疡,细菌穿过溃疡进入阑尾肌层,阑尾壁间质压力升高,妨碍动脉血流,造成阑尾缺血,最终造成梗死和坏疽。

(二)临床病理分型

根据临床过程和病理改变,分为四种病理类型。

1.急性单纯性阑尾炎

病变多只局限于黏膜和黏膜下层。阑尾外观轻度肿胀,浆膜充血并失去正常光泽,表面有少量纤维素性渗出物。光镜下,阑尾各层均有水肿和中性粒细胞浸润,黏膜表面有小溃疡和出血点。本型属轻型阑尾炎或病变早期,临床症状和体征较轻。

2.急性化脓性阑尾炎

病变已累及阑尾壁的全层。阑尾明显肿胀,浆膜高度充血,表面覆以脓性渗出物。阑尾周围的腹腔内有稀薄脓液,形成局限性腹膜炎。光镜下,阑尾黏膜的溃疡面加大并深达肌层和浆膜层,管壁各层有小脓肿形成,腔内亦有积脓,亦称急性蜂窝织炎性阑尾炎。常由单纯性阑尾炎发展而来,临床症状和体征较重。

3.坏疽性及穿孔性阑尾炎

阑尾管壁坏死或部分坏死,呈暗紫色或黑色。阑尾腔内积脓,压力升高,阑尾壁血液循环障碍。穿孔部位多在阑尾根部或近端的对系膜缘侧。如果阑尾穿孔的过程较快,穿孔的口未被包裹,阑尾腔内的积脓可自由进入腹腔,可引起急性弥漫性腹膜炎。本型属重型阑尾炎,在儿童和老年人多见。

2.阑尾周围脓肿

急性阑尾炎化脓坏疽或穿孔时,如果过程进展较慢,穿孔的阑尾将被大网膜和邻近的肠管包裹,则形成炎性肿块或阑尾周围脓肿。由于阑尾位置多变,其脓肿位置可能在盆腔、肝下或膈下。

急性阑尾炎的转归有以下几种:①炎症消退,单纯性阑尾炎经及时药物治疗后炎症消退。大部分将转为慢性阑尾炎,易复发;②炎症局限,化脓、坏疽或穿孔性阑尾被大网膜和邻近的肠管粘连包裹,炎症局限,形成阑尾周围脓肿。经大量抗生素或中药治疗多数可以吸收,但过程缓慢;③炎症扩散,阑尾炎症重,发展快,未予及时手术切除,又未能被大网膜包裹局限,炎症扩散,可发展为盆腔或髂窝脓肿、弥漫性腹膜炎、化脓性门静脉炎、感染性休克等,需急诊手术治疗。

(三)临床表现

多种多样,有时与其他急腹症非常相似,而有些疾病也酷似阑尾炎。但相比之下,症状和体征的进展特征是其最主要的特点。

1. 症状

(1)转移性右下腹痛:典型的腹痛发作始于上腹部,逐渐移向脐部,最后转移并局限在右下腹。转移性右下腹痛的过程长短取决于病变发展的程度和阑尾位置,快则约2小时,慢则可以1天或更长时间。约70%~80%的病人具有这种典型的转移性腹痛;也有部分病例发病开始即出现右下腹痛。腹痛一般呈持续性,病初可能很轻微,容易被病人所忽视。不同类型的阑尾炎其腹痛也有差异,如单纯性阑尾炎表现为轻度隐痛;化脓性阑尾炎呈阵发性胀痛和剧痛;坏疽性阑尾炎呈持续性剧烈腹痛;穿孔性阑尾炎因阑尾腔压力骤减,腹痛可暂时减轻,但出现腹膜炎后,腹痛又会持续加剧。

不同位置阑尾的炎症,其腹痛部位也有区别,如盲肠后位阑尾,疼痛在侧腰部;盆位阑尾;腹痛在耻骨上区;肝下区阑尾,可引起右上腹痛;左下腹部阑尾,呈左下腹痛,应予以注意。

(2)胃肠道症状:发病早期可能有厌食、恶心、呕吐等,但程度较轻。一般在腹痛开始后数小时内出现呕吐,不会频繁发生。有的病例可发生腹泻。盆位阑尾炎,炎症刺激直肠和膀胱,引起排便、里急后重症状。弥漫性腹膜炎时可致麻痹性肠梗阻,表现为腹胀、排气排便减少。

(3)全身症状:早期乏力。炎症重时出现中毒症状,心率增快,体温升高可达38℃左右。阑尾穿孔时体温更高,达39℃或40℃。但体温升高不会发生于腹痛之前。如发生门静脉炎时可出现寒战、高热和黄疸。

2. 体征

(1)右下腹固定性压痛:是急性阑尾炎最常见和最重要的体征。常见的压痛部位有麦氏点、Lanz点(左右髂前上棘连线的右、中1/3交点上),或Morris点(右髂前上棘与脐连线和腹直肌外缘交会点)。但对某一个病人来说,压痛点始终固定在一个位置上。发病早期腹痛尚未转移至右下腹时,右下腹便可出现固定压痛。压痛的程度取决于病变的程度,也受病人的腹壁厚度、阑尾位置的深浅、对疼痛耐受能力的影响。老年人对压痛的反应较轻。当炎症加重,阑尾坏疽穿孔时,压痛的程度加重,范围随之扩大甚至波及全腹。但此时仍以阑尾所在位置压痛最明显。可用叩诊来检查疼痛点,更为准确。

(2)腹膜刺激征象:有反跳痛(blumberg sign)、腹肌紧张、肠鸣音减弱或消失等,是壁层腹膜受炎症刺激出现的防卫性反应。一般而言,腹膜刺激征的程度、范围与阑尾炎症程度相平行。急性阑尾炎早期可无腹膜刺激征;右下腹出现腹膜刺激征提示阑尾炎症加重,可能有化脓、坏疽或穿孔等病理改变;腹膜刺激征范围扩大,伴发腹肌痉挛出现"板状腹",说明腹腔内有较多渗出或阑尾穿孔已导致弥漫性腹膜炎。但是,在小儿、老人、孕妇、肥胖、虚弱者或盲肠后位阑尾炎时,腹膜刺激征象可不明显。

(3)右下腹肿块:如查体发现右下腹饱满,可触及一压痛性肿块,固定,边界不清,应考虑阑尾炎性肿块或阑尾周围脓肿。

(4)诊断性试验:①结肠充气试验(rovsing sign):病人仰卧位,用右手压迫其左下腹,再用左手挤压近侧结肠,结肠内气体可传至盲肠和阑尾,引起右下腹疼痛者为阳性;②腰大肌试验(psoas sign):病人左侧卧位,使右大腿后伸,引起右下腹疼痛者为阳性,说明位于腰大肌则方的阑尾有炎症改变;③闭孔内肌试验(obturator sign):病人仰卧位,使右髋和右大腿各屈曲90°,然后被动向内旋转,引起右下腹疼痛者为阳性,提示靠近闭孔内肌的阑尾发炎。

(5)直肠指检:炎症阑尾所在的方向压痛,常在直肠的右前方。当阑尾穿孔时直肠前壁广泛压痛。当形成阑尾周围脓肿时,可触及痛性肿块。

(四)辅助检查

1. 实验室检查

大多数病人白细胞计数和中性粒细胞比例升高,可发生白细胞核左移。白细胞计数明显升高(>20×10⁹/L)常提示阑尾炎病情较重,伴有坏疽或穿孔。大约10%的病人白细胞无明显升高,多见于单纯性阑尾炎或老年病人。尿检查一般无阳性发现,如尿中出现少数红细胞,提示炎症可能累及输尿管或膀胱。血清淀粉酶及脂肪酶测定以除外胰腺炎;β-HCG 测定以除外异位妊娠所致的腹痛。

2. 影像学检查

①超声检查可以发现肿大的阑尾或脓肿,敏感度约85%,并且特异度超过90%,推荐常规应用。②诊断特别困难时可作 CT 检查,可以发现阑尾增粗及其周围的脂肪垂肿胀,见于90%左右的急性阑尾炎病人。③立位腹部平片有助于评估急腹症病人的病情,该检查对于诊断阑尾炎敏感度低,约10%~15%的病例可见钙化的粪石影。随着腔镜技术的成熟与普及,临床上应用腹腔镜(laparoscopy)或后穹隆镜(culdoscopy)检查诊断急性阑尾炎者在逐渐增多,确诊后可同时作阑尾切

除术。

（五）诊断

主要依靠病史、临床症状、体征和实验室检查。转移性右下腹痛对诊断急性阑尾炎的价值很大，加上固定性压痛，和体温、白细胞计数升高的感染表现，临床诊断可以成立。如果再有局部的腹肌紧张，依据则更为充分。对于发病早期，临床表现不明显者，无转移性右下腹痛的病人阑尾区的压痛是诊断的关键，必要时可借助辅助检查帮助诊断。

诊断时还应根据以上情况对阑尾炎的严重程度做出判断。

急性阑尾炎应与下列疾病鉴别诊断：

1. 胃十二指肠溃疡穿孔

穿孔溢液可沿升结肠旁沟流至右下腹部，与急性阑尾炎的转移性右下腹痛很相似。病人既往有消化性溃疡病史及近期溃疡病加重表现，查体时除右下腹压痛外，上腹仍有疼痛和压痛，腹壁板状强直和肠音消失等腹膜刺激症状也较明显。立位腹部平片膈下有游离气体，可帮助鉴别诊断。

2. 妇产科疾病

在育龄妇女中，特别要注意与妇产科疾病鉴别。宫外孕的腹痛从下腹开始，常有急性失血症状和腹腔内出血的体征，有停经史；体检时有宫颈举痛、附件肿块，阴道后穹隆穿刺有血性液体等。卵巢滤泡或黄体囊肿破裂的临床表现与宫外孕相似，但病情较轻。卵巢囊肿扭转有明显腹痛和腹部肿块。急性输卵管炎和急性盆腔炎，常有脓性白带和盆腔的双侧对称性压痛，经阴道后穹隆穿刺可获脓液，涂片检查可见革兰氏阴性双球菌，盆腔超声可帮助鉴别诊断。

3. 右侧输尿管结石

腹痛多在右下腹，但多呈绞痛，并向腰部及会阴部外生殖器放射。尿中查到多量红细胞。X线平片在输尿管走行部位呈现结石阴影。超声检查可见肾盂积水、输尿管扩张和结石影。

4. 急性肠系膜淋巴结炎

儿童急性阑尾炎常需与之鉴别。病儿多有上呼吸道感染史，腹部压痛部位偏内侧，且不太固定，可随体位变更。

5. 其他

右侧肺炎、胸膜炎时可刺激第 10、11 和 12 肋间神经，出现反射性右下腹痛。

急性胃肠炎时,恶心、呕吐和腹泻等消化道症状较重。急性胆囊炎易与高位阑尾炎相混淆,但有明显绞痛、高热,甚至出现黄疸。此外,回盲部肿瘤、结核和慢性炎性肠病、梅克尔(Meckel)憩室炎、肠伤寒穿孔等,亦需进行临床鉴别。

上述疾病有其各自的特点,应仔细分析,予以鉴别。如病人有持续右下腹痛,不能用其他疾病解释时,应考虑急性阑尾炎诊断。

(六)治疗

原则上一经确诊,应尽早手术切除阑尾。因早期手术既安全、简单,又可减少近期或远期并发症的发生。如发展到阑尾化脓坏疽或穿孔时,手术操作困难且术后并发症显著增加。即使非手术治疗可使急性炎症消退,日后约有 3/4 的病人还会复发。非手术治疗仅适用于客观条件不容许手术的单纯性阑尾炎,接受手术治疗的前、后,或急性阑尾炎的诊断尚未确定,以及发病已超过 72 小时或已形成炎性肿块等有手术禁忌证者。主要措施包括选择有效的抗生素和补液治疗等。应选用抑制厌氧菌及需氧菌的广谱抗生素,临床上以头孢类抗生素联合甲硝唑应用最多。

阑尾切除术可通过传统的开腹或腹腔镜完成。两者相比,尽管腹腔镜具有更易进行腹腔冲洗、术后切口并发症少,病人恢复快、出院早、粘连性肠梗阻的发生率低等优势,但也存在花费较高、需特殊设备、手术时间较长的弊端,所以总体临床评价两者没有明显优劣。然而,对于术前诊断不确定拟选择剖腹探查者,以及体型大或肥胖者,相对于需要大切口开腹手术来说,选择腹腔镜更合适。也可先进行腹腔镜探查,排除其他疾病,明确阑尾炎后,如腹腔镜操作困难,可将腹腔镜头置于阑尾上并解除气腹,透过腹壁的腹腔镜灯光可以指引术者用更小的腹壁切口完成阑尾切除术,称之为腹腔镜辅助下阑尾切除术。手术中应尽量吸净或用湿纱布沾净腹腔内的渗出液。一般不宜冲洗,以防感染扩散,除非弥漫性腹膜炎或局限性的脓腔。引流较少应用,仅在局部有脓腔、或阑尾残端包埋不满意及处理困难时采用,其目的主要不在引流腹膜炎,而在于如果有肠瘘形成,肠内容物可从引流管流出。一般在手术后 1 周左右拔除。

1. 开腹阑尾切除术的技术要点

(1)切口选择:一般宜采用麦氏切口,即经脐孔到右侧髂前上棘连线的中外 1/3 交界点上,做一与此线垂直的切口,长约 5~6cm(线上 1/3、线下 2/3)。如诊断不明确或估计手术复杂,可选用右下腹经腹直肌切口,利于术中探查。

(2)寻找阑尾:先找到盲肠后,沿结肠带向盲肠顶端追踪,即能找到阑尾。如仍未找到阑尾,应考虑可能为盲肠后位阑尾,用手指探查盲肠后方,或者切开盲肠外侧腹膜,将盲肠内翻即可发现阑尾。如阑尾外观正常,应直视下探查盲肠(排除结肠癌)、至少60cm的回肠(排除梅克尔憩室炎)、小肠系膜(排除肠系膜淋巴结炎)以及盆腔。

(3)处理阑尾系膜:用弯血管钳夹住阑尾尖端的系膜并提起,使其充分显露。应用血管钳贴阑尾根部戳孔,一次或分次结扎或缝扎阑尾系膜后剪断,阑尾系膜结扎应可靠。

(4)切断及处理阑尾根部:在距盲肠0.5cm处用直血管钳将阑尾的根部轻轻压榨,用丝线或可吸收线于压榨处将阑尾根部结扎。距阑尾根部1cm左右的盲肠壁上,用细丝线在浆肌层做一荷包缝合,暂不打结。再于阑尾结扎线远侧0.5cm处切断阑尾,残端用碘酒、乙醇涂擦后塞入荷包口,收紧荷包缝合线后打结,将阑尾残端完全包埋。

(5)特殊情况下阑尾切除术:①阑尾尖端粘连固定,不能按常规方法切除阑尾,可先将阑尾于根部结扎切断,残端处理后再分束切断系膜,最后切除整个阑尾,此为阑尾逆行切除法;②盲肠水肿,阑尾残端不宜用荷包埋入缝合时,宜用8字或U字缝合,缝在结肠带上,将系膜一并结扎在缝线上;③盲肠后位阑尾,应切开侧腹膜,将盲肠向内侧翻起,显露阑尾后切除,并将侧腹膜缝合。

2. 腹腔镜阑尾切除术的技术要点

(1)切口选择:通常在脐部、耻骨上中线区、左侧髂前上棘与脐连线中点分别做10mm、5mm、10mm戳孔。脐部戳孔置入30°广角镜,手术操作者和助手均站在病人左侧。

(2)寻找阑尾:将回肠末端轻柔地推向内侧,沿盲肠结肠带向下端寻找阑尾。

(3)处理阑尾系膜:提起阑尾,阑尾系膜分离可使用超声刀,Liga-Sure血管闭合系统,或者组织夹,主要取决于组织的厚度。

(4)切断及处理阑尾根部:距盲肠0.5cm处可使用可吸收套扎环(Endoloop)、组织夹、丝线或可吸收线夹闭或结扎,于标本远端再夹闭或结扎一道后,于中间切断阑尾(。随后将阑尾置入标本袋,连同穿刺器一并取出。

3. 并发症及其处理

(1)急性阑尾炎的并发症

①腹腔脓肿:是阑尾炎未经及时治疗的后果,阑尾周围脓肿最常见。也可在腹腔其他部位形成脓肿,常见部位有盆腔、膈下或肠间隙等处。临床表现有麻痹性肠梗阻所致的腹胀、压痛性肿块和全身感染中毒症状等。超声和CT扫描可协助定位。对于直径超过4~6cm的巨大脓肿,特别是合并高热的病人,可在超声引导下穿刺抽脓、冲洗或置管引流,必要时手术切开引流。脓肿较小以及无明显临床症状

的病人应以保守治疗为主,应用单纯抗生素治疗。阑尾周围脓肿切开引流后,如阑尾根部及盲肠充血、水肿不甚明显,可继续切除阑尾。但如果脓肿巨大且进一步分离会发生危险时,仍以单纯引流最为恰当。阑尾脓肿非手术疗法治愈后其复发率很高,应在治愈后 3 个月左右择期手术切除阑尾。

②内、外瘘形成:阑尾周围脓肿如未及时引流,少数病例脓肿可向小肠或大肠内穿破,亦可向膀胱、阴道或腹壁穿破,形成各种内瘘或外瘘,此时脓液可经瘘管排出。X 线钡剂检查或者经外瘘口置管造影可协助了解瘘管走行,有助于选择相应的治疗方法。

③门静脉炎(pylephlebitis):急性阑尾炎时阑尾静脉中的感染性血栓,可沿肠系膜上静脉至门静脉,导致门静脉炎症。临床表现为寒颤、高热、轻度黄疸、肝大、剑突下压痛等。如病情加重会导致全身性感染,治疗延误可发展为细菌性肝脓肿。治疗除应用大剂量抗生素外,应及时手术处理阑尾及其他感染灶。

(2)阑尾切除术的并发症

①出血:阑尾系膜的结扎线松脱,引起系膜血管出血。常在手术后发现,表现为腹痛、腹胀和失血性休克等症状。关键在于预防,应注意阑尾系膜结扎要确切,系膜肥厚者应分束结扎,结扎线距系膜断缘要有一定距离(>1cm),系膜结扎线及时剪除,不要再次牵拉以免松脱。一旦发生出血,应立即输血补液,紧急再次手术止血。

②切口感染:是最常见的术后并发症。多发生于化脓性、坏疽性阑尾炎及合并穿孔者。表现为术后 3 天左右切口胀痛或跳痛,体温升高,局部红肿、压痛明显,甚至出现波动等。近年来,由于外科技术的提高和有效抗生素的应用,此并发症已较前减少。术中加强切口保护、切口冲洗、彻底止血、消灭死腔等措施可预防切口感染。处理原则:于波动处拆除缝线,排出脓液,敞开引流;如位置深在,不能只满足于皮下引流;引流的同时,伤口内的丝线头等异物必须剪除、定期换药。

③粘连性肠梗阻:是阑尾切除术后较常见的远期并发症。多发生于阑尾穿孔并发腹膜炎者,与局部炎症重、手术操作、术后卧床等多种原因有关。早期手术,术后左侧卧位,早期离床活动可适当预防此并发症。肠梗阻反复发作或症状较重者需手术治疗。

④阑尾残株炎:阑尾残端保留过长(>1cm)时,术后可发生残端炎症,表现与阑尾炎相同症状。应行 X 线钡剂灌肠检查以明确诊断。也偶见于前次术中未能切除病变阑尾,而将其遗留,术后炎症复发。症状较重时应再次手术切除过长的阑尾残端。

⑤粪瘘:少见。多发生于坏疽性阑尾炎、阑尾根部穿孔或盲肠病变严重者。产生术后粪瘘的原因有多种,阑尾残端单纯结扎,其结扎线脱落;盲肠组织水肿脆弱,术中缝合时裂伤;盲肠原有结核、炎性肠病、癌症等。粪瘘发生时多已局限化,很少发生弥漫性腹膜炎。如远端肠道无梗阻,经换药等非手术治疗多可自行闭合。如经过 2~3 个月仍不闭合,则需手术治疗。

第三节　特殊类型阑尾炎

一般成年人急性阑尾炎诊断多无困难,早期治疗的效果好。但婴幼儿、老年人、妊娠女性以及 AIDS 病人患急性阑尾炎时,诊断和治疗均较困难,应当格外重视。

(一)新生儿急性阑尾炎

出生后新生儿阑尾呈漏斗状,不易发生阑尾管腔阻塞,因此,新生儿急性阑尾炎很少见。由于新生儿无法提供病史,其早期临床表现如厌食、恶心、呕吐、腹泻和脱水等又无特征性,发热和白细胞升高均不明显,因此诊断易于延迟,穿孔率可高达 50%~85%。诊断时应仔细检查右下腹压痛和腹胀等体征,并应早期手术治疗。

(二)小儿急性阑尾炎

小儿大网膜发育不全,不能起到足够的保护作用。患儿也不能清楚地提供病史。临床特点:①病情发展较快且较重,最常见的主诉是全腹疼痛,早期即出现高热、呕吐等症状;②右下腹体征不明显,不典型,但有局部压痛和肌紧张,是诊断小儿阑尾炎的重要依据;③穿孔发生早,穿孔率较高(15%~50%)。治疗原则是早期手术,并配合输液、纠正脱水、应用广谱抗生素等。

(三)妊娠期急性阑尾炎

较常见。妊娠中期子宫的增大较快,盲肠和阑尾被增大的子宫推挤,向右上腹移位,压痛部位也随之升高。腹壁被抬高,炎症阑尾刺激不到壁层腹膜,所以使压痛、肌紧张和反跳痛均不明显;大网膜难以包裹炎症阑尾、腹膜炎不易被局限而易在上腹部扩散。这些因素给妊娠中期急性阑尾炎的诊断增添了困难。超声检查可帮助诊断。炎症发展易致流产或早产,威胁母子生命安全。治疗以开腹阑尾切除术为主。妊娠后期的腹腔感染难以控制,更应早期手术。围术期应加用黄体酮。手术切口的位置比非妊娠者偏高,操作要轻柔,以减少对子宫的刺激。尽量不用腹腔引流。术后使用青霉素类广谱抗生素,以及给予保胎药物。临产期的急性阑尾炎如并发阑尾穿孔或全身感染症状严重时,可考虑经腹剖宫产术,同时切除病变阑尾。

(四)老年人急性阑尾炎

随着社会老龄人口增多,老年人急性阑尾炎的患病人数也相应增多。老年人对疼痛感觉迟钝,腹肌薄弱,防御功能减退,所以主诉不强烈,体征不典型,临床表现轻而病理改变却很重,体温和白细胞升高均不明显,容易延误诊断和治疗。又由于老年人动脉硬化,阑尾动脉也会发生改变,易导致阑尾缺血坏死或穿孔。加之老年人常伴发心血管病、糖尿病、肾功能不全等,使病情更趋复杂严重。早期手术治疗可以降低手术风险,因此一旦诊断应及时手术,同时要注意处理伴发的内科疾病。

(五)AIDS/HIV 感染病人的阑尾炎

其临床症状及体征与免疫功能正常者相似,但不典型。此类病人白细胞不高,常被延误诊断和治疗。超声或 CT 检查有助于诊断。阑尾切除术是其主要的治疗方法,强调早期诊断并手术治疗,可获较好的短期生存率,否则穿孔率较高。

第四节　慢性阑尾炎

(一)病因和病理

大多数慢性阑尾炎(chronic appendicitis)由急性阑尾炎转变而来,少数也可开始即呈慢性过程。主要病变为阑尾壁不同程度的纤维化及慢性炎性细胞浸润。黏膜层和浆肌层可见以淋巴细胞和嗜酸性细胞浸润为主,替代了急性炎症时的多形核白细胞,还可见到阑尾管壁中有异物巨细胞。此外,阑尾因纤维组织增生,脂肪增多,管壁增厚,管腔狭窄,不规则,甚而闭塞,妨碍了阑尾的排空,进而压迫阑尾壁内神经而产生疼痛症状。多数慢性阑尾炎病人的阑尾腔内有粪石,或者阑尾粘连扭曲、淋巴滤泡过度增生,使管腔变窄。

(二)临床表现和诊断

既往常有急性阑尾炎的发作病史,经常有右下腹疼痛,也可能症状不重或不典型。有的病人仅有右下腹隐痛或不适,剧烈活动或饮食不节可诱发急性发作;有的病人有反复多次的急性发作病史。

主要的体征是右下腹如麦氏点、Lanz 点或 Morris 点的局限性深压痛,这种压痛经常存在,位置也较固定。左侧卧位体检时,部分病人在右下腹可触及阑尾条索。

X 线钡剂灌肠透视检查,如见阑尾不显影或充盈不全,阑尾腔不规则有狭窄、72 小时后透视复查阑尾腔内仍有钡剂残留,充盈的阑尾走行僵硬、位置不易移动,压痛点在阑尾位置,即可诊断为慢性阑尾炎。

（三）治疗

诊断明确后需手术切除阑尾,并行病理检查证实此诊断。

第五节　阑尾肿瘤

阑尾原发肿瘤极少见。多在阑尾切除术中或术后阑尾标本病检中或尸体解剖中被诊断。主要包括:类癌、腺癌和囊性肿瘤 3 种。

（一）阑尾类癌（carcinoid）

属于神经内分泌肿瘤,是阑尾原发肿瘤中最多见的一种,占阑尾肿瘤的 90%。阑尾是消化道类癌最常见的部位,阑尾类癌占胃肠道类癌的 45%。阑尾类癌的典型肉眼所见为一种小的（1~2cm）、坚硬的、边界清楚的黄褐色肿物,约 3/4 发生在阑尾远端,少数发生在阑尾根部、伴黏液囊肿形成。其组织学恶性表现常不明显。由于病变多发生在阑尾尖端,并发急性阑尾炎者不常见,只有发生在阑尾体部及根部阻塞阑尾腔时,可以表现为急性阑尾炎、甚至阑尾脓肿。几乎总是在阑尾切除术中或术后对阑尾进行常规组织学检查时偶然发现。如类癌直径小于 2cm,无转移,除了作单纯阑尾切除外不需作任何其他治疗。其中 2.9% 的病例（直径>2cm）表现恶性肿瘤的生物学特性,肿瘤浸润或有淋巴结转移,此时应采用右半结肠切除术。

（二）阑尾囊性肿瘤

包括阑尾黏液囊肿和假性黏液瘤。近年来的数据显示此类肿瘤的比率逐年升高,有超过阑尾类癌的趋势。阑尾病变为囊状结构,或含有黏液的阑尾呈囊状扩张,称为阑尾黏液囊肿（mucocele）。75%~85% 实际上是由于阑尾根部管腔梗阻后远端阑尾黏膜分泌的黏液潴留。待阑尾腔内压力增加到一定程度,黏膜上皮细胞便失去分泌功能,所以阑尾黏液囊肿一般不超过 3~8cm。阑尾是腹腔内黏液聚积最常见的部位。少数为囊性腺癌。病人可有无痛性肿块,或在 CT 检查时偶然发现。囊壁可有钙化。良性者经阑尾切除可治愈。恶性病例者可发生腹腔内播散转移。

假性黏液瘤（pseudomyxoma）是阑尾分泌黏液的细胞在腹腔内种植形成,具有恶性肿瘤的特点,但不发生淋巴结和肝脏转移。假性黏液瘤局限在阑尾时,临床诊断不易与阑尾黏液囊肿鉴别。待腹膜有大量种植时,可出现腹胀,但查体无胀气及移动性浊音,可造成肠粘连梗阻和内瘘。治疗主张尽量切除或需反复多次手术,减小肿瘤体积,并切除阑尾。5 年生存率可达 50%。

(三)阑尾腺癌

起源于阑尾黏膜的腺上皮,很少见,分为结肠型和黏液型两种亚型。结肠型,由于其临床表现、肉眼及显微镜下所见与右结肠癌相似,常被称为阑尾的结肠型癌。典型的肿瘤是多见于 50 岁以上的病人,常发生在阑尾的根部,最常见的临床表现与急性阑尾炎或右半结肠癌相似。术前钡灌肠常显示盲肠和回肠末端外肿物。很少能在术前明确诊断,常需术中病理检查。治疗应施右半结肠根治性切除术。预后与盲肠癌相近。黏液型腺癌的治疗同结肠型,其预后优于结肠型,5 年生存率可达 50%以上。

第十章 泌尿系统损伤

在泌尿系统损伤中,最为常见的是尿道损伤,肾和膀胱损伤次之,输尿管损伤较少见。泌尿系损伤时常合并其他脏器的损伤。当胸、腹、腰部和骨盆受到严重暴力打击、挤压或穿通性损伤时常伴有泌尿系损伤。在处理泌尿系损伤时,应详细询问病史,尽可能直接询问受伤者。对于损伤严重而无意识的病人则应获取受伤的间接证据。这些证据可提醒医生在体检或尿液分析未发现异常时,警惕有泌尿系统损伤的可能。在处理损伤前积极的复苏至关重要,包括迅速建立呼吸通道、控制出血和抗休克等。

第一节 肾损伤

肾脏是腹膜后器官,解剖位置隐蔽,其前后内外均有良好的保护,不易受到损伤。但肾实质脆弱,对来自背部、腰部、下胸或上腹部的暴力打击,也会发生肾损伤。肾损伤多见于 20~40 岁男性。

(一)损伤机制

暴力超过肾实质的抗拉强度时,即可引起肾损伤(renal trauma)。按损伤机制的不同,可分为闭合性损伤、开放性损伤和医源性损伤。车祸、高处坠跌、物体直接撞击是闭合性损伤的主要原因。高速运动中突然减速或挤压可将肾脏挤向肋骨、脊椎、驾驶盘或其他物体,腹部或胁腹遭受直接打击,均可引起肾脏挫伤、撕裂伤或粉碎伤。从高处落下或突然减速所致的肾急剧移位,可使肾动脉被牵拉、血管内膜撕裂,形成血栓,儿童常发生肾盂输尿管交界处撕裂。若肾脏本身有病变,如巨大肾积水、肾肿瘤或肾囊性疾病等,有时肾区受到轻微的创伤,也可造成严重的"自发性"肾破裂。

开放性肾损伤多为利器、子弹或弹片等所致,可发生肾实质、集尿系统和血管等明显受破坏。在医疗操作过程中,如经皮肾穿刺、腔内泌尿外科检查或治疗时,也可能发生肾损伤。

(二)损伤分类

按肾损伤所致的病理改变,肾损伤可分为轻度肾损伤和重度肾损伤。

1. 轻度肾损伤

包括:①浅表肾实质撕裂伤;②小的包膜下血肿;③肾挫伤。肾挫伤可伴有包膜下局部淤血或血肿形成。轻度肾损伤一般不产生肾脏之外的血肿,无尿外渗。大多数病人属此类损伤,常不需手术治疗。

2. 重度肾损伤

包括:①肾实质深度裂伤,裂伤达肾皮髓质结合部和集尿系统;②肾血管蒂损伤,包括肾动、静脉主干或分支血管撕裂或离断;③肾粉碎伤,特点是肾实质有多处裂伤,使肾实质破碎成多块。

(三)临床表现

1. 休克

由于创伤和失血引起,多发生于重度肾损伤。如闭合性肾损伤并休克,仅有轻微血尿或镜下血尿,提示可能有肾蒂损伤或并发其他脏器损伤。

2. 血尿

多为肉眼血尿,少数仅为镜下血尿。血尿的严重程度与肾损伤程度并不一致。如肾蒂血管断裂、肾动脉血栓形成、肾盂破裂、血凝块阻塞输尿管时,血尿轻微,甚至无血尿。

3. 疼痛

表现为伤侧肾区或上腹部疼痛,常为钝痛,因肾包膜张力增高或软组织损伤所致。血块通过输尿管时可出现肾绞痛。尿液、血液渗入腹腔或伴有腹部脏器损伤时,可出现全腹痛和腹膜刺激症状。

4. 腰腹部肿块和皮下淤斑

损伤严重时血液和外渗尿积存于肾周围,可形成肿块,有明显触痛。外伤侧常有皮下淤斑或擦伤。

5. 发热

血肿、尿外渗易继发感染,甚至发生肾周脓肿或化脓性腹膜炎,引起发热等全身中毒症状。

(四)诊断

1. 病史及体检

根据损伤病史及临床表现,诊断肾损伤并不困难。如上腹或肾区受到撞击或腰侧受到挤压,低位肋骨骨折时,都应考虑有肾损伤的可能。但必须注意,肾损伤的严重程度有时与症状不一致,如严重的胸、腹器官损伤症状可掩盖泌尿系统症状。因此应尽早收集尿液标本,必要时导尿检查,以免漏诊。

2. 尿液检查

血尿为诊断肾损伤的重要依据之一。肾组织损伤可释放大量乳酸脱氢酶,尿中含量可增高。

3. 超声

可证实肾内、肾包膜下和肾周血肿及并发的尿路梗阻,还可了解对侧肾的情况。

4. X 线检查

①X 线平片:严重的肾裂伤、肾粉碎伤或肾盂破裂时,可见肾影模糊不清、腰大肌影不清晰等,还可以发现脊柱、肋骨骨折等现象;②大剂量静脉尿路造影:肾盂肾盏裂伤时,可见造影剂向肾实质内甚至肾周外渗,肾内血肿可见肾盏肾盂受压变形;③动脉造影:怀疑肾蒂损伤时,作腹主动脉造影可显示肾动脉和肾实质的损伤情况。动脉造影还可证实创伤后动脉瘤和动静脉瘘。

5. CT

可作为肾损伤的首选检查。CT 显示挫伤的肾明显增大,增强后肾实质强化延迟或不强化;并可清楚显示肾裂伤部位、尿外渗和血肿范围;还可区分血肿是在肾内、肾包膜下或在肾周。

6. MRI

MRI 诊断肾损伤的作用与 CT 类似,但对血肿的显示比 CT 更具特征性,但一般不作为常规检查。

(五)肾损伤远期并发症

肾损伤后持久性尿外渗可形成尿性囊肿;血肿和尿外渗引起组织纤维化,压迫肾盂输尿管交界处可引起肾积水,部分肾实质缺血或肾蒂周围纤维化压迫肾动脉可引起肾血管性高血压,肾蒂血管损伤可形成肾动静脉瘘或假性肾动脉瘤。

(六)治疗

1. 紧急处理

严重休克时应迅速输血和积极复苏处理。一旦病情稳定,应尽快行定性检查,以确定肾损伤的范围和程度,并确定是否合并其他脏器损伤。

2. 非手术治疗

轻度肾损伤以及未合并胸腹脏器损伤的病例,常采用非手术治疗,包括:①绝对卧床休息 2~4 周,待病情稳定、尿检正常才能离床活动;②密切观察生命体征的变化;③补充血容量和热量,维持水电解质平衡,保持足够尿量;④观察血尿情况,定时检测血红蛋白及血细胞比容,了解出血情况;⑤每日检查伤侧局部情况,如触及肿块,应准确测量并记录其大小,以便比较;⑥应用抗生素预防感染;⑦应用止血、镇静、镇痛药治疗。值得注意的是,非手术治疗恢复后 2~3 个月内不宜参加重体力劳动,以免再度发生出血。

3. 手术治疗

以下几种情况的肾损伤需要尽快手术探查:

(1)开放性肾损伤:多数有开放性肾损伤的病人都须行手术探查,尤其是枪伤或从前面进入的锐器伤,需经腹部切口进行手术,除作扩创、缝合及引流外,还应探查腹部器官有无损伤。

(2)肾粉碎伤:对于有生命力的肾组织,应尽可能保留,若肾脏破裂严重,原位修复难度大,可行肾部分切除术,严密关闭集合系统,断面可用肾包膜或游离腹膜覆盖,必要时可用带蒂大网膜瓣包裹肾脏,以促进愈合和预防继发出血。如对侧肾功能良好而伤肾修复困难者,可行肾切除。

(3)肾破裂:肾盂破裂后大量的外渗尿积聚于肾周,形成尿性囊肿。如腹膜破裂应吸尽腹腔尿液,然后缝合破裂肾盂,放置引流。如肾盂破裂严重,应同时行肾造瘘术。

(4)肾蒂伤:肾蒂伤常由于出血严重,病情危急而难以救治。绝大多数病人,只有紧急切除肾脏,才能达到彻底止血而挽救生命;只有少数病人在极早期施行手术,才有可能通过修复术挽救患肾。

如术前检查排除上述情况,可避免不必要的肾探查手术及由此造成的肾切除,但若非手术治疗期间出现下列指征时也应行手术探查:①经积极抗休克治疗后症状未见改善,怀疑有内出血;②血尿逐渐加重,血红蛋白和血细胞比容继续降低;③腰腹部肿块增大;④疑有腹腔内脏器损伤。

手术方式:肾损伤病人一般经腹切口施行手术。先探查并处理腹腔损伤脏器,再切开后腹膜,显露并阻断肾动脉,然后切开肾脂肪囊探查肾脏。肾周筋膜为制止肾继续出血的屏障,在未控制肾动脉之前不宜切开肾周筋膜,否则易发生难以控制的出血,而被迫施行不必要的肾切除。可根据肾损伤的程度施行破裂的肾实质缝合修复、肾部分切除、肾切除或选择性肾动脉栓塞术。

4. 并发症及处理

肾损伤后的近期并发症有腹膜后尿性囊肿、残余血肿并发感染及肾周脓肿,可经皮穿刺或切开引流治疗。远期并发症有高血压及肾积水。恶性高血压需施行血管修复或肾切除。输尿管狭窄、肾积水需施行成形术或肾切除术。其他远期并发症还有肾萎缩、肾脂肪性变、肾盂肾炎等。由于肾段动脉损伤和假件肾动脉瘤所致迟发性出血可行选择性肾血管栓塞治疗。

第二节 输尿管损伤

由于输尿管管径小,位于腹膜后间隙,受到背部肌肉和腹膜后脂肪的良好保护,且有一定的活动范围,故极少发生损伤。输尿管损伤(ureteral trauma)多见于贯穿性腹部损伤或医源性损伤。损伤后易被忽略,多延误至出现症状时才被发现。

(一)病因及分类

1. 外伤性损伤

多由于枪伤或刀器刺割伤所致。损伤可直接造成输尿管穿孔、割裂或切断。单纯的输尿管外伤极为罕见,常伴有大血管和腹部脏器损伤。非贯穿性损伤并不多见,可发生于车祸或高处坠落。

2. 手术损伤

输尿管手术损伤多见于下腹部或盆腔手术,如子宫切除术、直肠癌根除术、巨大卵巢肿瘤切除术等。有时虽未直接损伤输尿管,但损伤了输尿管的血液供应,也会引起输尿管缺血坏死。

3. 腔内器械损伤

经尿道行输尿管镜检查,输尿管扩张、套石、取石、激光治疗等都易引起输尿管黏膜损伤、穿孔、撕裂,甚至撕脱、拉断。

4. 放射性损伤

高强度的放射性物质,如^{60}钴外照射、镭内照射等治疗膀胱癌、前列腺癌、子宫颈癌时,偶可引起输尿管放射性损伤,使输尿管发生局限性狭窄或广泛性输尿管壁放射性硬化。

(二)病理

病理改变因病因不同而异,常可分为挫伤、穿孔、结扎、切开、切断、撕裂、外膜剥离后缺血、坏死等。输尿管损伤后可发生腹膜后尿外渗或尿性腹膜炎，感染后发生脓毒血症。输尿管近端被缝扎可引起该侧肾积水，若不及早解除梗阻，可导致肾萎缩。输尿管被钳夹、外膜广泛剥离可发生缺血坏死，一般在1~2周内形成尿外渗或尿瘘，伴输尿管狭窄者可发生肾积水。输尿管放射性损伤的病理特点为：输尿管及其周围组织充血、水肿，局部瘢痕纤维化粘连而致输尿管狭窄。

（三）临床表现

取决于发现时间、单侧或双侧、感染存在与否以及尿瘘发生时间及部位。

1. 尿外渗

尿液渗入腹膜后间隙，可引起腰痛、腹痛、局部肿胀、肿块及触痛。渗入腹腔可引起尿性腹膜炎。如尿液与腹壁创口或与阴道、肠道创口相通，则会形成尿瘘，经久不愈。如继发感染，可出现寒战、高热等。

2. 无尿

双侧输尿管结扎、损伤，尤其是双输尿管断裂以及孤立肾病人的肾和输尿管损伤均可产生无尿。

3. 血尿

不一定与输尿管损伤的程度相一致，如输尿管完全离断者往往无血尿。

4. 梗阻

损伤后可因炎症、水肿、粘连导致输尿管狭窄进而引起尿路梗阻。表现为腰痛，肾、输尿管积水和肾功能损害。

（四）诊断及鉴别诊断

除少数手术损伤的病例能及时发现外，大多数输尿管损伤的病例不易早期发现，一般在伤后数日或数周出现症状后才被诊断。

1. 静脉靛胭脂注射

当术中怀疑输尿管损伤时，应经静脉注射靛胭脂，观察有无蓝色尿液从输尿管破损处流出。术中或术后作膀胱镜检查，同时行靛胭脂静脉注射时，可发现伤侧输尿管口无蓝色尿液喷出。

2. 静脉尿路造影

输尿管误扎可表现造影剂排泄受阻或肾盂输尿管积水，输尿管断裂、穿孔、撕脱、尿瘘时，可出现造影剂外渗。

3. 逆行尿路造影

输尿管损伤时,经逆行输尿管插管至损伤部位受阻,造影显示梗阻或造影剂外溢。逆行插管穿出输尿管时,即时拍片可见输尿管导管位于输尿管径路之外。

4. 超声

可发现尿外渗和梗阻所致的肾积水。

5. CT

不能直接显示输尿管损伤,但可显示损伤的后果,如尿性囊肿、输尿管周围脓肿、肾积水及尿瘘。

输尿管阴道瘘应与膀胱阴道瘘鉴别,可经导尿管注入亚甲蓝溶液至膀胱。膀胱阴道瘘时,阴道内有蓝色液体流出;输尿管阴道瘘时,阴道内流出液仍为澄清的。

(五)治疗

目的是恢复正常排尿通路,保护患侧肾功能。在处理损伤输尿管之前应先处理其他严重的合并损伤,还应考虑以下因素,如有无肾脏膀胱损伤、对侧肾功能情况、输尿管损伤的部位、性质、程度和时间。

1. 输尿管逆行插管所致的黏膜损伤出血,常不作特殊处理。但如输尿管镜检或治疗时引起输尿管损伤穿孔,则宜经膀胱插入输尿管导管作支架,引流数日后再拔除。

2. 术中和术后早期发现输尿管损伤,在清除外渗尿后应按具体情况处理。

(1)钳夹伤或小穿孔:可从输尿管切口插入双 J 管至肾盂,远端插入膀胱,留置 7~10 天后,经膀胱镜拔除引流管。

(2)输尿管被误扎:术中发现误扎,应立即行误扎部位松解,如误扎部位有缺血坏死,应切除缺血节段,行输尿管端端吻合,并留置输尿管内支架引流管 3~4 周。如术后即刻怀疑输尿管被误扎,可行经尿道输尿管逆行插管造影,证实后施行手术探查,拆除缝线,并留置输尿管内支架引流管。

(3)输尿管部分或大部分缺损:输尿管下段损伤和缺损可施行抗反流的输尿管膀胱吻合术或膀胱壁瓣输尿管下段成形术。如输尿管损伤范围不太长,切除损伤段后,也可行无张力的输尿管端端吻合。如输尿管损伤段过长,可按具体情况将离断的输尿管与对侧输尿管端侧吻合,或作输尿管皮肤造瘘术、自体肾移植或肠道代输尿管术。

3. 后期并发症的治疗

(1)暂时性肾造瘘术:适于输尿管损伤后时间过久的病人。1~2 个月后再试行修复输尿管损伤。

（2）输尿管狭窄：可试行输尿管球囊导管扩张，经输尿管镜直视下狭窄切开。如狭窄严重，可经开放手术行输尿管周围粘连松解或狭窄段切除。狭窄合并严重肾积水或感染，肾功能重度损害，如对侧肾功能正常，可施行肾切除术。

（3）尿瘘：尿瘘的治疗目的是切除瘘管，恢复输尿管的正常通道。输尿管皮肤瘘或输尿管阴道瘘应于损伤3个月后再施行手术治疗。

第三节　膀胱损伤

在成人，膀胱为腹膜外器官，空虚时位于骨盆深处，受骨盆、盆底筋膜和肌肉保护，一般不易发生膀胱损伤（bladder trauma）。但当骨盆骨折，或膀胱充盈伸展超出耻骨联合至下腹部时，则易遭受损伤。儿童的骨盆浅，膀胱稍有充盈即可突出至下腹部，故较易受到损伤。

（一）病因

1. 开放性损伤

多由战时弹片、子弹、火器或锐器贯通所致，常合并有其他器官损伤，如直肠、子宫、阴道损伤。

2. 闭合性损伤

分直接暴力和间接暴力损伤。直接暴力多发生于膀胱充盈状态下的下腹部损伤，如拳击、踢伤、碰撞伤等。间接暴力常发生于骨盆骨折时，骨折断端或游离骨片可刺伤膀胱，多由交通事故引起。

3. 医源性损伤

膀胱镜检查、经尿道膀胱肿瘤电切术、前列腺电切术、膀胱碎石术都可造成膀胱损伤和穿孔。盆腔手术、疝修补术、阴道手术等也可能损伤膀胱。

4. 自发性膀胱破裂

可见于病理性膀胱，如膀胱结核、晚期肿瘤、长期接受放射治疗的膀胱等。

（二）病理

1. 膀胱挫伤

仅伤及膀胱黏膜或肌层，膀胱壁未穿破，可出现局部出血或形成血肿，无尿外渗，但可发生血尿。

2. 膀胱切割伤

经尿道膀胱肿瘤电切或激光治疗不当或膀胱镜碎石钳戳伤膀胱,虽未引起膀胱穿孔,但可引起膀胱内大出血,如不及时止血,可引起出血性休克,还可在膀胱内形成巨大血块,引起排尿困难,甚至压迫输尿管口引起输尿管梗阻,肾功能受损。

3. 膀胱破裂(bladder rupture)

严重损伤可发生膀胱破裂,分为腹膜外型与腹膜内型和混合型。

(1)腹膜外型:腹膜外膀胱破裂较多见,常发生于骨盆骨折时。尿液与血液混合集聚于盆腔内,渗尿多局限于盆腔内膀胱周围及耻骨后间隙,如发生感染可形成严重的盆腔炎及脓肿。

(2)腹膜内型:腹膜内膀胱破裂多发生于膀胱充盈时,其破裂部位多在有腹膜覆盖的膀胱顶部。尿液流入腹腔,可引起腹膜炎。

(3)混合型:即同时有腹膜内及腹膜外膀胱破裂,多由火器伤、利刀穿刺伤所致,常合并其他器官损伤。

(三)临床表现

1. 休克

骨盆骨折所致剧痛、大出血可导致休克。膀胱破裂致尿外渗,如长时间得不到处理,并发感染,可引起感染性休克。

2. 排尿困难和血尿

膀胱破裂后,尿液流入腹腔和膀胱周围时,病人有尿意,但不能排尿或仅排出少量血尿。

3. 疼痛

腹膜外膀胱前壁破裂,尿外渗可引起耻骨上疼痛;后壁破裂可引起直肠周围疼痛。腹膜内膀胱破裂时,尿液流至腹腔可导致急性腹膜炎,引起下腹剧痛。

4. 局部肿胀、皮肤淤斑

闭合性损伤时,体表皮肤常有肿胀、血肿和皮肤淤斑。

5. 高氮质血症

腹膜内型膀胱破裂时,大量尿液进入腹腔内,因腹膜具有半透膜作用,将尿素氮吸收到血液中而产生氮质血症。

6. 尿瘘

贯通性损伤可有体表伤口、直肠或阴道漏尿。闭合性损伤在尿外渗感染后破溃,也可形成尿瘘。

(四)诊断

1. 病史与体检

当下腹部或骨盆部受暴力损伤后,可出现排尿困难和腹痛,对于能排尿的病人,大多数有肉眼血尿。体检可发现损伤局部肿胀、淤斑、耻骨上压痛。如直肠指检触到直肠前壁有饱满感或液性肿胀感,提示腹膜外膀胱破裂;如有全腹剧痛、腹肌紧张、压痛及反跳痛,叩诊有移动性浊音,则提示腹膜内膀胱破裂。骨盆骨折引起膀胱及尿道损伤,常兼有后尿道损伤的症状和体征。

2. 导尿检查

导尿管插入膀胱后,如引流出300ml以上的清亮尿液,基本上排除膀胱破裂;如顺利插入膀胱但不能导出尿液或仅导出少量血尿,则膀胱破裂的可能性大。此时可经导尿管注入灭菌生理盐水200~300ml,片刻后再吸出。液体外漏时吸出量会减少,腹腔液体回流时吸出量会增多。若液体进出量差异大,提示膀胱破裂。

3. X线检查

腹部平片可显示骨盆骨折和膀胱内有无碎骨片。膀胱造影是诊断膀胱破裂最可靠的方法,经导尿管注入15%泛影葡胺300ml,行前后位摄片,抽出造影剂后再摄片,可发现造影剂漏至膀胱外。排液后的照片能更清楚地显示遗留于膀胱外的造影剂。腹膜内膀胱破裂时,可见造影剂外溢至腹膜内肠曲周围。也可注入空气造影,如空气进入腹腔,膈下见到游离气体,则为腹膜内膀胱破裂。值得注意的是,当血块堵塞膀胱破口时,膀胱造影常不能显示造影剂外渗。

4. CT

可发现膀胱周围血肿,增强后延迟扫描也可发现造影剂外渗现象。

(五)治疗

应根据损伤的类型和程度进行相应处理。

1. 紧急处理

积极抗休克治疗,如输液、输血、镇静及止痛。应尽早用广谱抗生素预防感染。

2. 非手术治疗

对于轻度的膀胱闭合性挫伤和膀胱镜检、经尿道电切手术不慎引起的膀胱损伤,常可经尿道插入导尿管持续引流膀胱,并保持通畅,同时使用抗生素预防感染,可避免手术而治愈。

3. 手术治疗

膀胱破裂伴有出血和尿外渗,病情严重者,应尽早施行手术。总的处理原则是:①完全的尿流改道;②充分引流外渗的尿液;③闭合膀胱壁缺损。

(1)腹膜内破裂(intraperitoneal rupture):所有开放性损伤和大部分闭合性损伤所致的腹膜内型膀胱破裂都需要手术探查和修复膀胱。取下腹正中切口,探查腹内脏器,如有损伤作相应处理。清除腹腔内尿液,缝合腹膜并在膀胱外修补膀胱破口,然后作腹膜外高位膀胱造口,于腹膜外膀胱外放置橡皮管引流。

(2)腹膜外破裂(extraperitoneal rupture):多数无其他严重合并伤的腹膜外膀胱破裂,仅予留置导尿管2周处理即可。累及膀胱颈部,膀胱壁中有骨碎片,伴随直肠损伤的病人,必须手术治疗。切开膀胱探查膀胱内情况,如有游离骨片或其他异物应清除。在膀胱内用肠线缝合破口,如破口较大,宜同时作膀胱造瘘。清除膀胱周围血肿以便发现其他损伤,充分引流膀胱周围尿液,以防盆腔脓肿形成。

4. 并发症的处理

盆腔积液和脓肿可在超声引导下穿刺抽吸,必要时腔内注入广谱抗生素治疗。腹腔内脓肿和腹膜炎应尽早探查引流,同时用足量抗生素控制感染。

第四节　尿道损伤

尿道损伤(urethral trauma)是泌尿系统最常见的损伤,多发生于男性青壮年。损伤可分为开放性、闭合性和医源性三类。开放性损伤多见于战伤和锐器伤,常伴有阴囊、阴茎、会阴部贯穿伤。闭合性损伤为挫伤或撕裂伤。医源性损伤是指尿道腔内器械操作不当所致的尿道内暴力伤。外来暴力引起的闭合伤最为常见。

尿道损伤多见于男性,约占97%。男性尿道以尿生殖膈为界,分为前、后两段。前尿道包括球部和阴茎部,后尿道包括前列腺部和膜部,球部和膜部损伤最为多见。由于前后尿道解剖位置的差异,其致伤原因、病理变化、临床表现和治疗方法不尽相同,故分别叙述。

一、前尿道损伤

(一)病因与病理

男性前尿道损伤较后尿道损伤更多见,多发生于球部。最常见的原因是骑跨所致的会阴部闭合性损伤。系由高处跌下或摔倒时,会阴部骑跨于硬物上,尿道被挤压于硬物与耻骨联合下缘之间所致。其次的损伤原因包括会阴部受到直接打击的闭合性损伤、性生活中海绵体折断、精神病人自残、枪伤、锐器伤等。反复插导尿管、进行尿道膀胱镜检也可引起前尿道。

根据尿道损伤程度可分为挫伤、破裂和断裂。尿道挫伤时仅有水肿和出血,愈合后不发生尿道狭窄;尿道破裂时尿道部分全层断裂,尚有部分尿道壁完整,可引起尿道周围血肿和尿外渗,愈合后可引起瘢痕性尿道狭窄;尿道断裂时伤处完全离断,断端退缩、分离,血肿较大时可发生尿潴留。

尿道球部损伤时,血液及尿液先渗入会阴浅筋膜包绕的会阴浅袋内,引起阴囊肿胀。若继续发展,可沿会阴浅筋膜蔓延,使会阴、阴茎肿胀,并可沿腹壁浅筋膜深层,向上蔓延至腹壁,但在腹股沟和三角韧带处受限。

尿道阴茎部破裂时,若阴茎深筋膜完整,尿外渗及血肿限于阴茎深筋膜内,表现为阴茎肿胀。如阴茎深筋膜同时破裂,尿外渗分布范围与尿道球部损伤相同。

(二)临床表现

1. 尿道出血

为前尿道损伤最常见的症状。损伤后即有鲜血自尿道口滴出或溢出。

2. 局部血肿及淤斑

尿道骑跨伤可引起会阴部血肿及淤斑,引起阴囊及会阴部肿胀。

3. 疼痛

局部常有疼痛及压痛,也常见排尿痛,并向阴茎头及会阴部放射。

4. 排尿困难

严重尿道损伤致尿道破裂或断裂时,可引起排尿困难或尿潴留。疼痛所致括约肌痉挛也可引起排尿困难。

5. 尿外渗

尿道断裂后,尿液可从裂口处渗入周围组织。如不及时处理,可发生广泛皮肤及皮下组织坏死、感染及脓毒血症。

(三)诊断

1. 病史及体检

常有骑跨伤及会阴部踢伤史,有些病人有医源性尿道损伤史。根据典型症状及血肿、尿外渗分布,可确定诊断。

2. 诊断性导尿

可检查尿道的完整性和连续性。如一次试插成功,提示尿道损伤不严重,可保留导尿管引流尿液并支撑尿道,应注意固定好导尿管,避免导尿管滑脱和二次插管;如一次插入困难,说明可能有尿道破裂或断裂伤。

3. X 线检查

逆行尿道造影可显示尿道损伤部位及程度。尿道挫伤无造影剂外溢;如尿道显影并有造影剂外溢,提示部分破裂;如造影剂未进入后尿道而大量外溢,提示严重破裂或断裂。

(四)治疗

1. 紧急处理

尿道球海绵体严重出血可致休克,应进行抗休克治疗,宜尽早施行手术。

2. 尿道挫伤

症状较轻、尿道造影无造影剂外溢。尿道连续性存在时,不需特殊治疗。可止血、止痛、用抗生素预防感染,必要时插入导尿管引流尿液 1 周。

3. 尿道破裂

如导尿管能插入,可留置导尿管引流 2 周左右。如导尿失败,可能为尿道部分破裂,应立即行清创、止血,用可吸收缝线缝合尿道裂口,留置导尿管 2~3 周,拔管后行排尿期膀胱尿道造影,排除尿外渗情况。

4. 尿道断裂

球部远端和阴茎部的尿道完全性断裂,会阴、阴茎、阴囊形成大血肿,应及时经会阴部切口,清除血肿,行尿道端端吻合,留置导尿管 2~3 周。

5. 并发症的处理

(1)尿外渗:应尽早行尿外渗部位多处切开,置多孔橡皮管作皮下引流。必要时作耻骨上膀胱造瘘,3 个月后再修补尿道。

(2)尿道狭窄:晚期发生尿道狭窄,可根据狭窄程度及部位不同选择治疗。狭窄轻者定期尿道扩张即可。尿道外口狭窄应行尿道外口切开术。如狭窄严重,引起排尿困难,尿流变细,可行内镜下尿道内冷刀切开,对瘢痕严重者再辅以电切、激光等手术治疗。如狭窄严重引起尿道闭锁,经会阴切除狭窄段、行尿道端端吻合术常可取得满意的疗效。

(3)尿瘘、尿外渗未及时引流,感染后可形成尿道周围脓肿,脓肿穿破可形成尿瘘,狭窄时尿流不畅也可引起尿瘘。前尿道狭窄所致尿瘘多发生于会阴部或阴囊部,应在解除狭窄的同时切除或搔刮瘘道。

二、后尿道损伤

(一)病因与病理

最常发生于交通事故,其次为房屋倒塌、矿井塌方等。90%以上的病人合并有骨盆骨折。骨盆骨折引起后尿道损伤的机制为:附着于耻骨下支的尿生殖膈移位,强大的剪切力使膜部尿道撕裂;耻骨前列腺韧带受到急剧的牵拉而被撕裂,前列腺突然向上后方移位,前列腺尿道与膜部尿道交界处撕裂。骨折端和盆腔血管丛损伤引起大量出血,在前列腺和膀胱周围形成大血肿。后尿道断裂后,尿外渗液聚积于耻骨后间隙和膀胱周围。

(二)临床表现

1. 休克

骨盆骨折所致后尿道损伤,一般较严重,常因合并大出血而发生损伤性和失血性休克。

2. 尿道出血

多数病人可见尿道口流血。

3. 疼痛

下腹部痛,局部肌紧张,并有压痛。如出血和尿外渗加重,可出现腹胀及肠鸣音减弱。

4. 排尿困难

尿道撕裂或断裂后,尿道的连续性中断或血块堵塞,常引起排尿困难和尿潴留。

5. 尿外渗及血肿

尿生殖膈断裂时可出现会阴、阴囊部血肿及尿外渗。

(三)诊断

1. 病史及体检

骨盆挤压伤病人出现尿潴留,应考虑后尿道损伤。直肠指诊对确定尿道损伤部位、程度及是否合并直肠肛门损伤等极为重要。后尿道断裂时,可触及直肠前方有柔软、压痛的血肿,前列腺向上移位,有浮动感。若前列腺仍较固定,提示尿道未完全断裂。若指套染有血液,应考虑合并直肠损伤。

2. X 线检查

骨盆 X 线平片显示骨盆骨折、耻骨联合是否移位或耻骨支断裂情况。对疑有后尿道损伤的病人,可行逆行尿道造影。病人置于 25°~30°斜位,经尿道口注入造影剂 15~20ml。斜位片能显示整段尿道和尿外渗的区域。若尿道造影正常,应插入导尿管作膀胱造影,以排除膀胱损伤。

(四)治疗

1. 全身治疗

骨折病人需平卧,勿随意搬动,以免加重损伤。迅速输液输血抗休克,对威胁生命的合并伤,如血气胸、颅脑损伤、腹腔内脏损伤等应先予处理。

2. 一般处理

对于损伤轻,后尿道破口小或部分破裂的病人可试插导尿管,如顺利进入膀胱,可留置导尿管引流 2 周左右,待拔管时行排尿期膀胱尿道造影。如试插导尿管失败,膀胱胀满而未能立即手术,可作耻骨上穿刺,吸出膀胱内尿液。

3. 手术治疗

若导尿管不能进入膀胱,病人一般情况尚可,应早期行尿道会师复位术。但病人一般情况差,或尿道会师手术不成功,可只作高位膀胱造瘘。

(1)尿道会师复位术:尿道会师复位术靠牵引力使已断裂的尿道复位对合,尿道断端未作直接吻合,故尿道愈合后发生尿道狭窄的可能性较尿道修补吻合术大。方法是:作下腹正中切口,切开膀胱前壁,经尿道外口及膀胱颈各插入一尿道探子,使两探子尖端于尿道损伤部位会师。如会师有困难,亦可用示指从膀胱颈伸入后尿道,将从尿道外口插入的探子引进膀胱。在其尖部套上一根橡皮导尿管,退出探子,将导尿管引出尿道外口。再在此导尿管尾端缝接气囊导尿管,将其带入膀胱内。沿尿道方向牵引气囊导尿管,借牵引力使尿道两断端对合。尿道会师复位术后需留置导尿管 3~4 周,若恢复顺利,病人排尿通畅,可避免作第二期尿道吻合术。

(2)分期处理:对于高位膀胱造瘘病人,3 个月后若发生尿道狭窄或闭锁,再行二期手术治疗。二期手术前有必要行膀胱 X 线平片和逆行尿道造影以了解尿道狭窄或闭锁段的长度,对狭窄或闭锁段较短者可行经尿道内镜下内切开术。狭窄或闭锁段较长者行开放手术,方法包括经会阴切口切除尿道瘢痕组织,作尿道端端吻合术或尿道拖入术（pull-through operation），一般主张尽可能行尿道端端吻合术。尿道拖入术是指在尿道瘢痕狭窄切除后，两断端不作对端吻合，而是将远侧尿道断端借助尿管的牵引作用，拖至近侧尿道断端上，以重建尿道的连续性。这一手术仅适用于那些施行尿道吻合术确有困难者。如尿道长度不足者，可切除耻骨联合，缩短尿道两断端距离，然后吻合尿道。

（3）并发症处理：尿道损伤或一期膀胱造瘘会师复位，二期尿道吻合术后常并发尿道狭窄。处理见前述前尿道损伤狭窄。

后尿道损伤合并直肠损伤，早期可立即修补，并作暂时性乙状直肠造口。后尿道损伤并发尿道直肠瘘，应于3~6个月后再行修补手术。

第十一章　泌尿、男性生殖系统感染

第一节　概　述

泌尿、男性生殖系统感染是致病微生物侵入泌尿、男性生殖系统而引起的炎症反应,一般指普通致病菌引起的非特异感染,是泌尿外科最常见的疾病之一。泌尿系统感染在临床上通常称为尿路感染,根据感染的部位分为上尿路感染和下尿路感染。感染累及肾、肾盂及输尿管时称为上尿路感染;累及膀胱和尿道时则称为下尿路感染。由于女性尿道短而阔,并且与外生殖器官相毗邻,因而女性泌尿系统感染的发病率明显高于男性,特别是在新婚期、生育期的青年女性以及老年女性。男性青壮年多发生前列腺炎、附睾炎等男性生殖系统感染;老年男性由于前列腺增生等方面的原因下尿路感染的发生率也很高。

(一)病原体

引起泌尿、男性生殖系统感染的致病菌主要分两类。

1. 非特异性致病菌

大肠埃希菌是目前泌尿、男性生殖系统感染最为常见的病原体。85%社区获得性与50%医院获得性泌尿生殖道感染为大肠埃希菌感染。其他革兰氏阴性杆菌,如变形杆菌、克雷伯菌,革兰氏阳性菌,如粪球菌、腐生性葡萄球菌引起的感染约占15%社区获得性泌尿生殖道感染。近年来随着聚合酶链反应(PCR)检测手段的广泛普及,衣原体和支原体在尿路感染的检出率也明显升高。此外还有滴虫、厌氧菌、真菌、原虫、病毒等。随着广谱抗生素的广泛应用,混合感染以及条件致病菌导致的感染也有所增多。

2. 特异性致病菌

主要为结核分枝杆菌和淋病奈瑟菌等。

(二)发病机制

在机体尿路系统的防御机制受到破坏,致病菌增多到一定数量或毒力时,即可导致感染。尿路感染相关的因素主要包括以下几个方面:

1. 正常机体的尿道外口和远端尿道都有一些细菌停留,如乳酸杆菌、链球菌、葡萄球菌、小棒杆菌等,称为正常菌群。正常菌群能对病原菌起到抑制及平衡作用,使机体对感染具有一定的防御功能。

2. 机体的防御机制还包括正常的尿液环境(尿 pH、渗透压、尿素浓度等)、正常的排尿活动以及尿路上皮的抗黏附作用等。正常尿路上皮细胞能分泌黏蛋白、氨基葡萄糖聚糖、糖蛋白、黏多糖等,这些物质均有对抗细菌黏附尿路的作用。

3. 细菌的数量和毒力对感染的形成也有重要作用。一般认为尿内细菌浓度超过 10^5 CFU/ml 时即可导致尿路感染。尿路感染常见的大肠埃希菌拥有丝状菌毛,菌毛能产生黏附素,与尿路上皮细胞受体结合,使细菌黏附于尿路黏膜,继而侵袭尿路上皮而引起感染。每个细菌可有 100~400 根菌毛,主要由亚单位菌毛蛋白构成,分子量为 17~27kD。依其功能和抗原不同可分为 I 型和 P 型两种。带有 I 型菌毛通常引起下尿路感染;P 型菌毛的细菌致病力强,是肾盂肾炎的主要致病细菌。不同大肠埃希菌表面具有多种多聚糖抗原,如 K 抗原、O 抗原和 H 抗原。表达 O 抗原和 K 抗原的大肠埃希菌都对尿路上皮细胞具较强的黏附力,易引起尿路感染。此外,有研究发现某些细菌能合成一种特殊的糖蛋白,使其易于黏附,致病力大为增强。

4. 最近的研究发现尿路感染的易感性还可能与血型抗原、基因型特征、内分泌等因素相关。

(三)诱发感染因素

主要有以下三方面:

1. 机体免疫功能下降、抗感染能力减弱

各种病理状态引起全身免疫功能下降,使机体局部的抗感染防御功能减弱或被破坏时,容易诱发泌尿系统感染,如糖尿病、慢性肝病、慢性肾病、营养不良、恶性肿瘤、先天性免疫缺陷或长期应用免疫抑制剂等。

2. 梗阻因素

泌尿生殖系统是一个管道系统,在这个管道系统的任何部位发生病变都会引起管腔梗阻,致使尿液引流不畅。尿路排尿动力异常也会造成尿液淤积,引起尿液潴留,促进病原菌在局部繁殖,破坏尿路上皮的防御能力,引起尿路感染。常见的疾病有泌尿生殖系统畸形、梗阻、结石、肿瘤、前列腺增生和神经源性膀胱等。

3. 医源性因素

在留置导尿、留置膀胱造瘘管或进行尿道扩张、腔镜检查等操作时,易招致感染。

（四）感染途径

主要有四种途径。对于非特异性细菌感染，最常见的感染途径为上行感染和血行感染。

1. 上行感染

病原菌从体外经尿道外口向上入膀胱，再上行入上尿路，这是尿路感染最常见的感染途径，多见于女性病人。致病菌进入膀胱后，可沿输尿管腔上行到达肾盂。大约50%下尿路感染病例可能导致上尿路感染。在一些婴幼儿和成人，若存在输尿管口先天异常或病变时，膀胱尿液反流到输尿管和肾盂，更容易引起上尿路感染。

2. 血行感染

多继发于机体其他部位的感染病灶，如皮肤疖、痈、扁桃体炎、中耳炎、龋齿等。这些病灶内的致病菌可在进入血液后通过血液循环进入泌尿生殖系统器官，引起相应器官感染，最常见为肾皮质感染，致病菌多为金黄色葡萄球菌。

3. 淋巴感染

泌尿生殖系统邻近器官病灶的致病菌经淋巴系统传播至泌尿生殖器官。尿路内部感染的致病菌也可沿膀胱、输尿管的淋巴管道上行到达肾。这是比较少见的一种感染途径，多见于肠道的严重感染或腹膜后感染等。

4. 直接蔓延感染

由泌尿生殖系统邻近器官的感染直接蔓延所致，如阑尾脓肿、盆腔化脓性炎症等，外伤也可直接将致病菌带入泌尿生殖系统脏器引起感染。

（五）诊断

尿频、尿急、尿痛和排尿困难是泌尿生殖系统感染的典型临床表现。尤其是急性期，诊断并不困难。在诊断过程中应仔细询问病史，寻找可能存在的诱因。

1. 尿液标本的采集

尿液中致病菌的存在是诊断泌尿系感染最重要的依据，但在留取尿液标本时容易受污染而混淆诊断。因此正确的采集尿液标本是诊断的重要环节。一般有三种采集方法：①中段尿：清洁外阴和尿道口后留取中段尿；②导尿：常用于女性病人；③耻骨上膀胱穿刺：这种方法最准确地反映尿液的真实状态，但为有创性检查，一般不用。尿液标本采集后应尽快进行检查，避免污染和杂菌生长。

2. 尿液镜检

正常尿液一般不出现白细胞和红细胞。当尿路感染时尿液中白细胞和红细胞增多,每高倍镜视野白细胞超过 3 个即说明可能存在泌尿系统感染。

3. 细菌菌落计数

是诊断尿路感染的主要依据。若菌落计数 $\geqslant 10^5$CFU/ml 应认为有感染;< 10^4CFU/ml 可能为污染,应重复培养;$10^4 \sim 10^5$CFU/ml 之间为可疑。此值在急性尿路感染和未曾应用抗菌药物的病例中有意义,在慢性病例和已用过药物者常常难以判断,必须与临床症状结合起来分析。

4. 影像学和尿动力学检查

为了寻找引发尿路感染的诱因,应对泌尿生殖系统进行详细的检查,如尿路平片、静脉尿路造影、膀胱及尿道造影、超声、CT、放射性核素检查等,必要时还要进行尿动力学方面的检查。

5. 尿培养

抗生素使用前的中段尿液培养是诊断尿路感染的最可靠指标。

导管相关尿路感染的诊断:泌尿系疾病的治疗过程中,经常留置各种导管,与之相关的泌尿系感染的诊断有其特殊性:①症状和体征:大多数导管相关感染是无症状的,无法通过症状和体征确定感染情况。长期留置导管的病人如出现发热,需要同时进行尿液和血液的细菌培养,以证实菌血症来自泌尿系。②菌尿和脓尿:对预测无症状尿路感染病人症状发展特异性较差。

(六)治疗原则

目的在于消灭致病菌,缓解症状,防止肾功能损害及感染的扩散。①根据尿液细菌培养和药物敏感试验结果选择敏感抗菌药物。抗生素使用目标为消除泌尿道内细菌;②针对病人的症状,使用药物以缓解病人尿频、尿急、尿痛和排尿困难症状;③去除诱发尿路感染的病变,如尿路梗阻、结石等;④治疗期间注意营养,休息,多饮水,保持每日尿量在 2000ml 以上。

第二节　上尿路感染

一、急性肾盂肾炎

急性肾盂肾炎(acute pyelonephritis)是肾盂和肾实质的急性细菌性炎症。致病菌多经膀胱上行感染肾盂,再经肾盂感染肾实质,也可经血液直接播散到肾盂和肾实质。上行感染的病原菌主要为革兰氏阴性细菌,多为大肠埃希菌和其他肠杆菌;血行感染的致病菌主要为革兰氏阳性细菌。女性的发病率高于男性。上尿路梗阻、膀胱输尿管反流及尿潴留时可以继发肾盂肾炎。

（一）病理

肾盂黏膜充血水肿,出现散在小出血点,显微镜下可见多量中性粒细胞浸润,肾水肿,体积增大,质地较软。病变严重时黏膜表面散在大小不等的脓肿,呈黄色或黄白色。肾切面可见大小不等的小脓灶,分布不规则。早期肾小球多不受影响,病变严重时可见肾小管、肾小球受破坏。化脓灶愈合后可形成微小的纤维化瘢痕,一般无损于肾功能。病灶广泛而严重者,可使部分肾单位功能丧失。在致病菌及感染诱因未被彻底消除时,急性肾盂肾炎可由于病变迁延或反复发作而转为慢性。

（二）临床表现

①发热:血行感染的急性肾盂肾炎发病急,可出现寒战、高热,体温可上升至39℃以上,伴有头痛、恶心呕吐等全身症状,随即出现尿路刺激症状。②腰痛:患侧或双侧腰痛,多呈胀痛。肋脊角有明显的压痛和叩击痛。③膀胱刺激症状,由下尿路感染上行所致的急性肾盂肾炎,先出现尿频、尿急、尿痛、血尿、排尿困难等症状,以后出现高热等全身症状。

（三）诊断

根据病史可以进行初步诊断。特别注意询问有无下尿路感染,前列腺炎及身体其他部位有无感染病灶。尿液检查可发现白细胞、红细胞、蛋白、白细胞管型,尿细菌培养菌落 $10^5/ml$ 以上,血白细胞计数升高,中性粒细胞增多明显。病变严重时可有脓毒血症出现,此时应进行血液的细菌学检查。X 线平片、超声、CT 等影像学检查有助于了解上尿路有无梗阻或其他疾病。

（四）治疗

1. 支持治疗

卧床休息,多饮水,维持每日尿量达 2L 以上,有利于炎症及代谢产物的排出。

2. 单纯性急性肾盂肾炎的治疗

发生于泌尿系统解剖结构功能正常,而且无糖尿病或免疫功能低下等合并症的病人。对于轻度发热和(或)肋脊角叩痛的单纯性急性肾盂肾炎,应口服抗菌药物治疗 14 日。抗菌药物使用 14 日仍有菌尿的病人,应根据药敏实验结果继续治疗 6 周。

对于症状严重的单纯性急性肾盂肾炎,在尿培养结果未回来前,首先应予以胃肠外给药途径给予广谱抗菌药物。在退热 72 小时后,改用口服抗菌药物。

可选择的抗菌药物:①喹喏酮类药物,如左氧氟沙星;②头孢菌素类抗菌药物,第二、三代头孢菌素对于革兰氏阴性杆菌作用显著;③β-内酰胺类抗菌药物;④半合成青霉素,对于氟喹诺酮耐药和超广谱 β-内酰胺酶阳性的大肠埃希菌感染,初次用药必须选择 β-内酰胺酶复合制剂、氨基糖苷类或碳青霉烯类抗菌药物;⑤氨基糖苷类抗菌药物,对多种革兰氏阴性菌和某些革兰氏阳性菌具有很强的杀菌作用;⑥磺胺类抗菌药物,对除铜绿假单胞菌之外的革兰氏阳性与革兰氏阴性菌有效。

3. 复杂性急性肾盂肾炎的治疗

发生于尿路感染伴有增加获得感染或治疗失败风险的疾病,如泌尿系统解剖结构或功能异常,糖尿病等疾病。推荐根据尿培养与药敏结果选择敏感抗生素。在尿培养结果未回报之前,如病人病情危重,可考虑经验性治疗。经验性治疗推荐初始选择的抗生素为氟喹诺酮、β-内酰胺酶抑制剂复合制剂、第 2 代或 3a 代头孢菌素或氨基糖苷类抗菌药物、磷霉素氨丁三醇。如初始治疗失败,尿培养结果尚未报告,可改用的抗菌药物为:氟喹诺酮(如未用于初始经验治疗)、加 β-内酰胺酶抑制剂复合制剂的酰胺基青霉素、第 3b 代头孢菌素或碳青霉烯类抗菌药物。最后可考虑联用氨基糖苷类抗菌药物。抗菌药物使用疗程 7~14 天,少数危重病人可延长至 21 天。

二、肾积脓

肾积脓(pyonephrosis)也称脓肾,是肾脏严重感染所致广泛的化脓性病变。多因结石、肾或输尿管畸形引起梗阻及肾积水继发感染所致,肾实质广泛破坏形成一个集聚脓液的囊腔。

肾积脓的临床表现有两种类型。急性发作时通常症状较重,可出现全身感染症状,如畏寒、高热、腰部疼痛、肿块等。慢性肾积脓时病程较长,病人可有消瘦、贫血、反复尿路感染。如尿路有不完全性梗阻,脓液可沿输尿管排入膀胱而出现膀胱炎症状。膀胱镜检查可见患侧输尿管口喷脓尿,尿液检查可见大量脓细胞。若尿路有完全性梗阻,尿液检查可完全正常。超声、静脉尿路造影、放射性核素肾图、CT 或磁共振等检查可以了解是否存在尿路梗阻及程度和患侧肾功能情况。

治疗以抗感染为主,同时注意加强营养,纠正水、电解质紊乱,在肾尚有功能时,应先施行肾造瘘术。如患肾功能已丧失,可行患肾切除术。

三、肾皮质多发脓肿

肾皮质多发脓肿(multiple renal abscess)为局限于肾皮质的多发脓肿,常由于葡萄球菌经血行感染进入肾脏皮质引起该疾病常继发于糖尿病或免疫力低下等合并症的病人,原发灶可为皮肤疖肿、肺部感染、骨髓炎、扁桃体炎或外伤后感染等。

临床表现中原发病灶症状较为明显,主要症状为突发寒战、高热、腰痛,肾区压痛,肌紧张和肋脊角叩击痛。实验室检查:血白细胞升高、中性粒细胞增加、血培养有细菌生长。部分病例脓肿与集合系统相通,出现脓尿和菌尿。尿细菌培养为阳性。尿路平片示肾轮廓不清,腰大肌阴影模糊、消失,静脉尿路造影显示患侧肾功能减退或消失,如脓肿较大可见肾盂肾盏受压、变形。超声下可见肾皮质灶性低回声区,轮廓不规则。CT显示为多发的肾实质低密度影,增强后病变区域密度不均匀增强,但仍低于正常肾实质。

早期肾皮质脓肿应及时应用抗生素治疗。一旦确诊为金黄色葡萄球菌,则立即应用对耐青霉素酶或对β-内酰胺酶有抵抗力的抗生素。如并发肾周围脓肿,可在超声引导下穿刺或切开引流。如脓肿引流不畅,肾脏破坏严重,必要时可行背切除术。

四、肾周围炎

肾周围炎(perinephritis)是肾周围组织的化脓性炎症,感染多来自肾,如肾盂的感染(包括少见的黄色肉芽肿性肾盂肾炎)或肾皮质脓肿穿破肾包膜侵入肾脂肪囊。也可由肾外伤血肿、尿外渗继发感染引起,少数来自肾以外的感染病灶血行播散而来。若形成脓肿则称肾周围脓肿。致病菌以金黄色葡萄球菌及大肠埃希菌多见。

临床表现主要为腰痛、肾区压痛、叩击痛和肌紧张,形成脓肿后可有全身中毒症状,如畏寒、发热等。血白细胞及中性粒细胞上升。单纯肾周围炎尿常规可无异常,但由于肾周围炎多伴有肾实质感染,尿常规检查常可见脓细胞。若脓肿溃破,由于肾周组织脂肪丰富,且疏松,感染易沿腰大肌蔓延扩展,可出现明显的腰大肌刺激症状,腹部平片可见肾影增大模糊,脊柱弯向患侧,腰大肌阴影消失。若脓肿位于肾上方,累及膈肌,可有胸膜炎性反应,同侧膈肌抬高,活动受限。

超声和CT可显示肾周围脓肿,有助于本病的定位、定性诊断。超声引导下作肾周围脓肿穿刺,抽取脓液涂片、培养,有助于明确病原菌类型和抗生素的选择。

未形成脓肿前,治疗应首选敏感的抗生素,并加强全身支持疗法。肾周围脓肿形成后,可作超声引导下穿刺或切开引流。

第三节　　下尿路感染

一、细菌性膀胱炎

细菌性膀胱炎(acute cystitis)是一种常见疾病,由于女性尿道解剖和生理学方面的特点,女性多发,尤其在新婚期及更年期后更容易发病。而男性尿道较长,单纯急性细菌性膀胱炎较少发生,多继发于下尿路梗阻性疾病,如前列腺增生、尿道狭窄等。细菌性膀胱炎的感染途径几乎均为上行感染所致,致病菌多数为大肠埃希菌,其次为变形杆菌、克雷伯菌、葡萄球菌及铜绿假单胞菌等。

(一)病理

膀胱黏膜弥漫性充血、水肿,肉眼呈深红色,黏膜下有出血,严重时可见溃疡形成,黏膜表面有脓液和坏死组织附着。炎症一般比较表浅,仅累及黏膜及黏膜下层。显微镜下可见毛细血管扩张和白细胞浸润。慢性细菌性膀胱炎可见黏膜表浅溃疡,溃疡基底部可见肉芽肿,并可有假膜样渗出物覆盖。

(二)临床表现

急性膀胱炎发病突然,多数青壮年女性病人发病与性活动有关,临床表现为尿频、尿急、尿痛、尿道烧灼感。尿频程度不一,严重者数分钟排尿一次或有急迫性尿失禁。常见终末血尿,有时为全程血尿,甚至有血块排出。全身症状不明显,体温正常或仅有低热,当并发急性肾盂肾炎或急性前列腺炎、附睾炎时才出现高热等全身症状。

慢性膀胱炎仅有轻度的膀胱刺激症状,但该症状反复发生,通常无全身症状。

(三)诊断

根据病人的临床表现,膀胱炎的诊断并不困难。在进行诊断时特别要注意询问病人有无尿路感染的诱因和全身及尿路疾病史,并进行相应的检查。

实验室检查:尿液中白细胞和红细胞增多。除尿细菌培养外,还应作菌落计数和药物敏感试验,典型病例常获得阳性结果。肾功能一般不受影响。在急性感染期禁忌作膀胱镜检查。尿道有分泌物时应作涂片细菌学检查。

膀胱炎要与尿道炎鉴别。尿道炎也有尿频、尿急、尿痛等症状,但不如膀胱炎严重。性传播性尿道炎尿道多有脓性分泌物,常见致病菌为淋病奈瑟菌、衣原体、支原体、单纯疱疹病毒和滴虫等。

（四）治疗

根据致病菌种类和药物敏感性试验结果选用抗生素治疗。抗菌药物可选用复方磺胺甲噁唑、头孢菌素类、喹诺酮类药物。一般口服抗菌药物即可。急性细菌性膀胱炎可采用短期大剂量冲击治疗。在治疗过程中应多饮水,口服碳酸氢钠碱化尿液,并应用 M 受体阻滞剂托特罗定等药物,以减少膀胱刺激症状。膀胱区热敷、热水坐浴等可减轻膀胱痉挛。绝经期后妇女发生尿路感染,可能与雌激素缺乏引起阴道内乳酸杆菌减少和致病菌的繁殖增加有关,因此雌激素替代疗法可以维持正常的阴道内环境,增加乳酸杆菌并清除致病菌,减少尿路感染的发生。另外在治疗急性细菌性膀胱炎时还应积极治疗诱发尿路感染发作的各种全身或尿路方面疾病。

慢性细菌性膀胱炎的治疗手段主要以应用抗菌药物为主,因为慢性细菌性膀胱炎病程较长,因此抗菌药物一定要足量使用。一般交替使用 2~3 种抗生素,应用 2 周或更长时间。治疗期间保持排尿通畅,积极处理诱发尿路感染的病因。

二、尿道炎

急性尿道炎(acute urethritis)是一种常见的生殖道感染疾病,按致病菌可分为淋菌性尿道炎和非淋菌性尿道炎。

（一）淋菌性尿道炎

淋病奈瑟菌引起的尿道感染,常累及泌尿、生殖系的黏膜。淋病奈瑟菌为革兰氏阴性肾形双球菌。人是淋病奈瑟菌唯一的天然宿主,有易感性,发病后免疫力低下可再度感染。淋菌性尿道炎(gonorrhealurethritis)主要由性接触直接传播,偶可通过带淋病奈瑟菌的衣裤、毛巾、浴盆、便盆和手等间接传播。患淋病的孕妇分娩是新生儿感染的常见原因。近年,性传播疾病病人人数有所上升,其中以男性淋菌性尿道炎尤为突出,给人类带来严重危害和影响。

1. 临床表现

发病较急,尿道口黏膜红肿、发痒或刺痛。尿道排出多量黄白色脓性分泌物(图 52-6),继之出现尿频、尿急、尿痛等症状。多数病人有明确的不洁性接触史,潜伏期 2~8 天,一般在 4 天以内发病。及时治疗者大约 1 周后症状逐渐减轻,尿道口红肿消退,尿道分泌物减少而稀薄,排尿恢复正常,1 个月后症状可全部消失。

部分病人可继发前列腺炎、精囊炎或附睾炎;治疗未愈者可形成慢性淋菌性尿道炎,反复发作使尿道结缔组织纤维化还可引起炎性尿道狭窄。

2. 诊断

有典型的临床表现及不洁性生活史,尿道分泌物涂片可在多核白细胞内找到成对排列的革兰氏阴性双球菌,因此确诊并不困难。

3. 治疗

药物治疗首选头孢曲松,125mg,肌内注射,1次/天。口服药物可选择头孢克肟、环丙沙星、左氧氟沙星、氧氟沙星。大观霉素2g肌内注射,1次/天,可用于妊娠期妇女与对喹诺酮类药物或头孢菌素过敏的病人。若病情较重,合并生殖系感染,应适当延长抗菌药物的疗程。配偶应同时治疗,以免重复感染。如发展为淋菌性尿道狭窄,需给予相应外科干预联合抗菌药物治疗。

(二)非淋菌性尿道炎

病原体以沙眼衣原体或支原体为主,其余为滴虫、单纯疱疹病毒、肝炎病毒、白色念珠菌、包皮杆菌等,通过性接触传播,比淋菌性尿道炎发病率高,在性传播疾病中占第1位。

1. 临床表现

一般在感染后1~5周发病。表现为尿道刺痒、尿痛和分泌少量白色稀薄液体,有时仅为痂膜封口或内裤污秽,常见于晨起时。在男性,感染可侵犯前列腺、附睾引起前列腺炎和急性附睾炎,严重者导致男性不育。

2. 诊断

有典型的临床表现及不洁性行为的接触传染史。清晨排尿前取尿道分泌物作支原体、衣原体接种培养。非淋菌性尿道炎与淋菌性尿道炎可以在同一病人同一时期中发生双重感染,因症状相似,鉴别诊断应慎重。尿道分泌物涂片每高倍视野下见到10个以上多核白细胞,找到衣原体或支原体的包涵体及未见细胞内革兰氏阴性双球菌,据此可与淋菌性尿道炎相鉴别。女性可采用宫颈拭子标本或尿液标本进行核酸扩增实验、原位杂交、酶联免疫、荧光抗体实验或支原体、衣原体培养等方法检测病原体,男性可选择尿道内标本进行病原体的检测。

3. 治疗

阿奇霉素,1g,1次/日,口服或多西环素,100mg每天2次,共7天。另外还可选择红霉素、琥乙红霉素、氧氟沙星、左氧氟沙星用于非淋菌性尿道炎的治疗。对于妊娠期妇女,可选择红霉素、琥乙红霉素、阿奇霉素等抗菌药物。

常用大环内酯类抗生素治疗,如红霉素(阿奇霉素)、米诺环素(美满霉素)等,性伴侣应同时治疗,并注意性生活卫生。

第四节 男性生殖系统感染

一、前列腺炎

(一)概述

前列腺炎是男性常见泌尿系统疾病,可见于各个年龄段的男性,常见于青年男性。1995 年,美国国立卫生研究院(national institutes of health,NIH)根据前列腺炎的基础与临床研究情况,制定了一套前列腺炎的分类系统。

(二)病因

急性细菌性前列腺炎(acute bacterial prostatitis),即 I 型前列腺炎,多在劳累、饮酒、性生活过于频繁后发生,部分病人继发于慢性前列腺炎。留置尿管,经尿道进行器械操作或患有膀胱炎及尿道炎时,细菌或含有细菌的尿液经后尿道和前列腺导管逆流至前列腺。经直肠或经会阴前列腺穿刺,细菌可直接或通过淋巴管入前列腺,也可导致急性前列腺炎发生。身体其他部位感染灶的细菌也可经血流播散至前列腺。常见致病菌为革兰氏阴性肠道杆菌,也有葡萄球菌和链球菌,偶有厌氧菌。

慢性细菌性前列腺炎(chronic bacterial prostatitis),即 II 型前列腺炎,致病因素主要是病原体感染。常见于长期反复下尿路感染,病原体反复存在,病原体通过尿液逆流进入前列腺所造成的感染。 I 型前列腺炎治疗不及时或迁延未愈,亦可发展为 II 型前列腺炎。

III型与IV型前列腺炎目前发病机制不明,可能与病原体感染、免疫反应异常、尿液反流刺激、精神心理因素、神经内分泌因素等有关。

(三)病理

I 型前列腺炎可见后尿道前列腺表面黏膜充血、水肿,前列腺腺泡有白细胞浸润。炎症可扩散至附睾,引起附睾炎。大部分病例经治疗缓解,部分转变为慢性前列腺炎或前列腺脓肿。

II 、III、IV型前列腺炎病理标本可见在前列腺腺泡内和间质中有不同程度的浆细胞和巨噬细胞浸润,前列腺组织内有钙化或微结石产生,前列腺被膜增厚。

（四）临床表现和诊断

Ⅰ型前列腺炎一般起病急,表现为高热、寒战伴有尿频、尿急、尿痛及会阴部疼痛,因为前列腺充血、肿大,有时出现排尿困难或急性尿潴留。直肠指诊前列腺肿大、有明显触痛、局部温度增高。急性期禁忌做前列腺按摩,以免引起菌血症。可做尿细菌培养及药物敏感试验。超声可见前列腺增大,内部回声不均匀。

Ⅱ、Ⅲ型前列腺炎发病缓慢,多数病人具有尿路感染病史。常见的临床表现为尿频、尿急、尿痛、排尿不尽、尿滴沥。部分病人可出现下腹部、会阴部、骨盆区疼痛不适。部分病人伴有精神紧张、萎靡、焦虑、抑郁、紧张,失眠、性欲减退、勃起功能障碍等临床表现。经直肠前列腺指诊:病变早期,前列腺一般比较饱满,前列腺液较多;病程较长时,前列腺体积缩小,质地韧硬。超声可见前列腺内部回声不均匀,前列腺被膜增厚。

Ⅱ型前列腺炎前列腺液细菌培养可呈阳性,前列腺液内白细胞增多(>10 个/高倍视野),磷脂小体减少。

Ⅲ型前列腺炎前列腺液细菌培养阴性,偶可见沙眼支原体、衣原体等培养阳性。Ⅲa 型前列腺炎行前列腺液、精液检查可见白细胞数目升高,Ⅲb 型前列腺炎行前列腺液、精液检查可见白细胞数目在正常范围。

Ⅳ型前列腺炎无任何临床症状,仅在前列腺液、精液检查发现白细胞升高,或前列腺组织活检、前列腺组织标本检查中发现炎症证据。

（五）治疗

Ⅰ型前列腺炎给予全身支持治疗,卧床休息,大量饮水,退热止痛。如出现急性尿潴留,可行耻骨上膀胱穿刺造口,尽量避免经尿道留置尿管。

快速有效地应用抗生素是治疗的关键。在未明确致病菌前,应首先静脉使用氨苄西林、头孢菌素、环丙沙星等广谱抗生素,或口服复方磺胺甲　唑。如疗效不满意,应根据细菌培养及药敏结果及时更改治疗药物。抗菌治疗不能满足于体温正常、症状消失,疗程应至少持续 2 周。如并发前列腺脓肿,应经会阴切开引流。

Ⅱ型与Ⅲa 型前列腺炎应选择足量敏感抗生素进行治疗,疗程至少 6 周,症状缓解可停药观察;症状不缓解,应调整抗生素。复方磺胺甲　唑、喹诺酮类药物对前列腺腺泡有较强的穿透力,故为首选药物。红霉素、多西环素、头孢菌素等也有较好疗效,可以每 2 周交替应用。部分存在沙眼衣原体、支原体等病原体感染的病例,可采用四环素或大环内酯类抗生素治疗。Ⅲb 型前列腺炎不建议使用抗生素。

Ⅱ型与Ⅲ型前列腺炎尚可用解痉、止痛、镇静催眠等药物对症治疗。植物制剂和中成药也可选择。近年了解到前列腺炎的症状与盆腔平滑肌痉挛有关,同时也认识到前列腺平滑肌内存在大量 α-受体,因此临床上最近开始广泛应用 α-受体阻滞剂治疗慢性前列腺炎。

除药物治疗外,也常用热水坐浴、前列腺按摩、药物离子透入、微波等物理疗法对Ⅱ型与Ⅲ型前列腺炎进行治疗。临床上慢性前列腺炎的治疗相当棘手。无论何种类型的慢性前列腺炎,均需医患双方配合进行治疗。医生应帮助病人建立坚持治疗的信心,应向病人强调综合治疗的重要性和必要性,不能仅仅依靠抗菌药物或单一的药物疗法。建立良好的生活习惯。

Ⅳ型前列腺炎一般无需治疗。

二、急性附睾炎

(一)病因

急性附睾炎(acute epididymitis)主要由逆行感染所致,细菌从后尿道经输精管逆行感染至附睾,也可通过淋巴管或血流途径感染。部分病人有阴囊损伤史。在导尿、尿道扩张、长期留置尿管、经尿道前列腺电切术后时有发生。致病菌多为大肠埃希菌、变形杆菌、葡萄球菌等。

(二)病理

病变首先侵犯附睾尾部,逐渐向头部发展,早期表现为蜂窝织炎,病变进展可形成小脓肿。精索增粗,有时睾丸也充血肿胀。感染消退后,附睾管周围的纤维化可使管腔堵塞,如发生在双侧,可发生梗阻性无精子症。

(三)临床表现

发病突然,多继发于下尿路感染。发病时阴囊疼痛,可放射至同侧腹股沟与腰部。附睾肿胀,体积增大,触痛明显,伴有高热。发病前可有膀胱炎、前列腺炎等症状。体检可见阴囊皮肤红肿,附睾肿大,严重时与睾丸界限不清,形成一硬块。精索水肿增粗,血白细胞数升高,尿细菌培养可呈阳性。

(四)诊断与鉴别诊断

根据上述临床表现,诊断并无困难,但需与睾丸扭转、附睾及睾丸肿瘤等鉴别。睾丸扭转多见于青少年儿童,发病突然,阴囊局部症状严重,疼痛剧烈、附睾、睾丸均肿大,有明显触痛。超声有助于鉴别,急性附睾炎显示血流增加,睾丸扭转则血流阻断。睾丸及附睾肿瘤为阴囊内无痛性肿物,超声和肿瘤标记物检查有助于鉴别。

(五)治疗

急性期应卧床休息,多饮水,避免性生活。托起阴囊以减轻疼痛。可服用退热止痛药。早期应用冰袋冷敷消肿,晚期可热敷加速炎症消退。抗生素治疗,疗程4~6周。如形成脓肿,可切开引流。

三、慢性附睾炎

慢性附睾炎(chronic epididymitis)为附睾慢性炎症,发病缓慢,一般合并慢性前列腺炎,感染途径以逆行感染为主,细菌经前列腺逆行感染至附睾。多数病人无急性附睾炎病史。

慢性附睾炎可发生附睾纤维化。显微镜下可见广泛的瘢痕组织,附睾管闭塞,淋巴细胞及浆细胞浸润。如发生双侧慢性附睾炎可导致男性不育。

(一)临床表现

主要为阴囊内肿物,肿物多发生于附睾尾,无急性发作时可无症状,多在体检时或病人自己偶然发现。部分病人出现阴囊不适,胀痛,性生活后加重。附睾局限性肿大,较硬,呈结节状改变,与睾丸界限清楚,精索和输精管可增粗。慢性附睾炎应与附睾结核鉴别,附睾结核一般为无痛性肿块,病变局限于附睾尾。输精管呈串珠样改变是附睾结核特有的表现,可同时伴有前列腺和精囊结核。合并有尿路感染时,尿液内有白细胞,可找到抗酸杆菌。超声、静脉尿路造影、膀胱镜检查有助于进一步鉴别。

(二)治疗

对症处理,包括热敷、理疗等,急性发作时可使用抗生素。目前普遍认为慢性附睾炎是一种自限性疾病,但是其症状缓解需要数年甚至数十年的时间。手术切除附睾仅适用于保守无效的病人,但仅小于50%的病人术后疼痛能够缓解。

参考文献

［1］ 陈孝平. 外科学［M］. 2 版. 北京：人民卫生出版社，2010.

［2］ 陈孝平，汪建平. 外科学［M］. 8 版. 北京：人民卫生出版社，2013.

［3］ 陈孝平，刘允怡. 外科学［M］. 24 版. 北京：人民卫生出版社，2006.

［4］ 吴孟超，吴在德. 黄家驷. 外科学［M］. 7 版. 北京：人民卫生出版社，2008.